FORSCHUNGSBERICHTE DES LANDES NORDRHEIN-WESTFALEN

Nr. 2098

Herausgegeben im Auftrage des Ministerpräsidenten Heinz Kühn
von Staatssekretär Professor Dr. h. c. Dr. E. h. Leo Brandt

DK 612.215.4 : 612.22

Dr. Hermann Kämmerer
Institut für Normale und Pathologische Physiologie der Universität zu Köln

Dr. Klaus Standfuß
Chirurgische Universitätsklinik Köln, Abteilung für Anästhesiologie

Prof. Dr. Jürgen Stegemann
Physiologisches Institut der Deutschen Sporthochschule Köln

Die Auswirkung regelmäßiger Atempausen auf die CO_2-Elimination der maschinell beatmeten und perfundierten Hundelunge

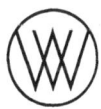

Springer Fachmedien Wiesbaden GmbH 1970

Verlags-Nr. 012098

ISBN 978-3-663-19968-7   ISBN 978-3-663-20315-5 (eBook)
DOI 10.1007/978-3-663-20315-5

© 1970 by Springer Fachmedien Wiesbaden
Ursprünglich erschienen bei Westdeutscher Verlag GmbH, Koln und Opladen 1970.

Inhalt

A. Einleitung 5
   1. Problemstellung 5
   2. Entwicklung des Totraumbegriffs 5
   3. Differenzierung des funktionellen Totraums 6
   4. Zur Entstehung von alveolärem Totraum 8
   5. Definition der verwendeten Symbole 8

B. Fragestellung 9

C. Methodik 12
   1. Verwendete Apparate 12
   2. Eichung und Messung 13
   3. Versuchstiere und Vorbereitung der Versuche 16
   4. Präparation des Herz-Lungen-Pakets 16
   5. Einspannen der isolierten Lunge in den künstlichen Thorax und Füllung des Systems 16
   6. Versuchsablauf 17

D. Experimentelle Ergebnisse 18

E. Diskussion 21
   1. Besprechung der experimentellen Ergebnisse 21
      a) Behinderung der CO_2-Elimination bzw. Entstehung von alveolärem Totraum bei regelmäßig wiederkehrenden exspiratorischen Atempausen im respiratorischen Gleichgewicht 21
      b) Förderung der CO_2-Elimination bzw. Reduktion von alveolärem Totraum bei regelmäßig wiederkehrenden inspiratorischen Atempausen im respiratorischen Gleichgewicht 22
   2. Variabilität der CO_2-Elimination bzw. des Totraums als Folge von Änderungen des Ventilations-Perfusionsverhältnisses in der Zeit 23
   3. Vergleich der aktuellen Meßergebnisse mit den Ergebnissen der Berechnung für die als funktionell homogen angenommene Lunge und Schlußfolgerungen ... 27

F. Zusammenfassung 30

G. Literaturverzeichnis 30

H. Abbildungen 34

A. Einleitung

1. Problemstellung

Die Frage nach dem Effekt der Ventilation auf die CO_2-Elimination ist gleichbedeutend mit der Frage nach dem respiratorischen Totraum für CO_2. Die Variabilität dieses Raums bzw. die erhöhte oder verminderte Effektivität bei verschiedenen Atemformen in Ruhe und Arbeit bei Lungengesunden und -kranken war in den letzten Jahren Gegenstand intensiver Untersuchungen. Dabei hat die aAD—pCO_2, die arterio-alveoläre Druckdifferenz, die meist als arterio-endexspiratorisch-alveoläre Druckdifferenz bestimmt wurde, eine besondere Rolle gespielt. So versuchten FRUMIN [27] und später STEGEMANN [58] sogar einen Beatmungsautomaten zu entwickeln, dessen Ventilationsgröße sich am endexspiratorisch gemessenen CO_2-Druck regeln sollte. Nun hat sich die Beziehung zwischen endexspiratorisch-alveolärem und mittlerem arteriellem CO_2-Druck als in weiten Grenzen variabel herausgestellt. Übereinstimmung besteht darin, daß Diffusionshindernisse sowie Kurzschlußdurchblutung innerhalb der Lunge diese Variabilität gerade beim Gesunden nicht erklären können. Vielmehr wird heute angenommen, daß örtliche Differenzen des Ventilations-Perfusionsverhältnisses innerhalb der Lunge, sogenannte Verteilungsstörungen, die variable Effektivität der Ventilation bzw. den respiratorischen Totraum verursachen. Dabei wurde wenig beachtet, daß zeitliche Faktoren während Ein- und Ausatmung und besonders das Vorkommen von meist exspiratorischen Atempausen die aAD-pCO_2 und damit die Effektivität der Ventilation beeinflussen können.

Bevor auf die speziellere Fragestellung eingegangen wird, soll die Entwicklung des Begriffs Totraum gezeigt, danach die neueren Hypothesen von der Entstehung und Differenzierung des Totraums vorgestellt werden.

2. Entwicklung des Totraumbegriffs

a) Anatomischer Totraum

Totraumluft nannte ZUNTZ, 1882 [70], den Teil eines Atemzuges, der am Ende der Inspiration die zuführenden Luftwege ausfüllt, ohne für den Gasaustausch wirksam zu werden. BOHR, 1891 [12], nahm sie mit 140 ml als konstant an, um die Gaskonzentration der Alveolarluft zu berechnen. Er teilte das exspirierte Luftvolumen in Alveolar- und Totraumluft ein, wobei er annahm, daß die Totraumluft die Gaskonzentration der Inspirationsluft enthält. Er formulierte:

$$V_E \cdot C_E = V_D \cdot C_I + V_A \cdot C_A$$

V_E = Hubvolumen, V_D = Totraum, V_A = Alveolarluft, C_E, C_I, C_A = exspiratorische, inspiratorische und alveoläre Gaskonzentration.

b) Physiologischer Totraum

Zur Bestimmung des Totraums ist aber die Messung der Gaskonzentration der Alveolarluft erforderlich. HALDANE und PRIESTLEY, 1905 [30], setzen den Mittelwert einer zu Beginn und einer am Ende der Exspiration gemessenen CO_2-Konzentration als mittlere

CO_2-Konzentration der Alveolarluft in die BOHRsche Formel ein. Ähnlich arbeiteten andere Autoren wie CAMPBELL, DOUGLAS und HOBSEN [17]. AITKEN und CLARK-KENNEDY, 1928 [1], zerlegten das exspirierte Volumen in 6 Portionen und bestimmten den Totraum graphisch, nachdem sie die einzelnen gemessenen Werte gegen die Zeit aufgetragen hatten.

Die Ergebnisse zeigten, daß mit Steigerung der Atemtiefe der Totraum für CO_2 größer wird. Zur Beschreibung dieses Phänomens wurde der Begriff physiologischer Totraum eingeführt. Die traditionelle rein morphologische Betrachtungsweise blieb damit gewahrt.

SIEBECK, 1911 [53], und später KROGH und LINDHARD, 1913 [34], führten die Wasserstoffmethode in die Totraummessung ein. Ihre abweichenden Ergebnisse erklärten GROSSE-BROCKHOFF und SCHOEDEL 1936 [29], die zeigen konnten, daß ein physiologischer Totraum für CO_2 mit Wasserstoff und anderen inerten Gasen nicht zu messen ist.

c) Funktioneller Totraum

Einen Schritt weiter auf dem Wege der Funktionalisierung des Totraumbegriffs ging ENGHOFF 1938 [21], und unabhängig davon ROSSIER und MÉAN 1942 [47] sowie RILEY und COURNAND 1946 [44]. Sie vermieden die methodisch schwierige Bestimmung der alveolären CO_2-Konzentration und setzten den arteriellen CO_2-Druck als zeitliches und örtliches Integral des alveolären CO_2-Drucks in die abgewandelte BOHRsche Formel ein. Voraussetzung der Bestimmung ist die Entnahme arteriellen Blutes über einen kompletten Atemzyklus. Die BOHRsche Formel wurde nach V_A aufgelöst:

$$V_A = \frac{V_E \cdot p\bar{E}CO_2}{p\bar{a}CO_2}$$

V_E = Hubvolumen, $p\bar{E}CO_2$ = CO_2-Druck der gemischten Exspirationsluft, $p\bar{a}CO_2$ = mittlerer arterieller CO_2-Druck.

Die abgewandelte BOHRsche Formel zeigt die veränderte Auffassung des Totraumbegriffs. In der Nieren-Physiologie ist die Clearance, deren Formulierung der oben gezeigten Formel für die Berechnung der alveolären Ventilation entspricht, ein Maß für die Effektivität einer wichtigen Nierenfunktion. Entsprechend wird hier die Lunge nach einer ihrer wichtigsten Funktionen, der Elimination des CO_2, beurteilt. Der Effekt der Ventilation auf die CO_2-Elimination oder der alveoläre Wirkungsgrad ergibt sich danach aus dem Verhältnis von $p\bar{E}CO_2$ zu $p\bar{a}CO_2$. Der im anglo-amerikanischen Schrifttum gebräuchliche Terminus »dead space ratio« oder $V_{Df}/V_T = p\bar{a}CO_2 - p\bar{E}CO_2/p\bar{a}CO_2$ ist danach ebenfalls ein brauchbares Maß für den Ventilationseffekt auf die CO_2-Elimination.

3. Differenzierung des funktionellen Totraums

Leicht reproduzierbare Ergebnisse bei Gesunden und Kranken, nach denen der funktionelle Totraum 0,5 l und noch mehr betragen kann, führten SEVERINGHAUS [52] und andere [3, 4, 15, 40, 42, 43, 48, 57, 67, 69] zu der Auffassung, daß es sich dabei um zwei Komponenten handeln müsse. Nach der Auffassung dieser Autoren sollte die eine Komponente der Größenordnung der nicht am Gasaustausch beteiligten Atemwege entsprechen. Die andere Komponente soll auf einem mehr oder weniger großen Effekt des Frischluftanteils der in den Alveolarraum gelangenden Inspirationsluft auf die CO_2-

Elimination beruhen. Die gebräuchlichsten Bezeichnungen für diese Unterteilungen sind gegenwärtig »anatomic dead space« und »alveolar dead space«. Die Tatsache, daß noch immer uneinheitliche Bezeichnungen in der Literatur verwendet werden, sollte nicht darüber hinwegtäuschen, daß diese Differenzierung des funktionellen Totraums heute allgemein anerkannt ist und sich als sehr fruchtbar für die Atemphysiologie erwiesen hat.

a) Die anatomische Komponente des funktionellen Totraums

Die absoluten Volumenänderungen der Atemwege während eines Atemzyklus sind bei verschiedenen Atemformen klein. Das ist seit den vielfach wiederholten [7, 9, 10, 39, 68] und modifizierten Untersuchungen von FOWLER [25] bekannt, der als erster mittels der Kombination von Pneumotachographie und Stickstoffanalyse ein brauchbares Verfahren zur Messung des Volumens der Atemwege entwickelte. Kaliberschwankungen der Atemwege, insbesondere der Bronchien, während eines Atemzyklus, wie sie bei jeder Bronchoskopie gesehen werden und wie sie HUIZINGA [33] beschrieben hat, spielen hinsichtlich der Funktion des anatomischen Totraums bei der CO_2-Elimination praktisch keine Rolle, da aus theoretischen Gründen nur das endinspiratorische Gasvolumen des anatomischen Totraums von Bedeutung sein kann. Bei Atemformen, die mit extrem tiefer Inspiration einhergehen, darf mit einer Vergrößerung des endexspiratorischen Atemwegvolumens bis zu 50% des Vergleichswertes bei normaler Ruhatmung gerechnet werden, das sind jedoch höchstens 70 ml [33].

Der heute übliche Begriff des »anatomischen Totraums« verliert seinen Sinn, wenn das Atemzugvolumen in der Größenordnung der Atemwege, also unter 250 ml, beim Erwachsenen liegt. Dann nämlich kommt es, wie BRISCOE und Mitarbeiter [14] sowie NUNN und HILL [40] nachweisen konnten, infolge des laminären Gasflusses zu einer unvollständigen in- und exspiratorischen Ausspülung und einer scheinbaren Verkleinerung der Atemwege. In diesem Fall wird der anatomische Totraum eine Funktion des Atemzugvolumens.

b) Alveolärer Totraum

Dieser Begriff kennzeichnet die Tatsache, daß nicht das gesamte Frischgasvolumen, das nach Passage des anatomischen Totraums in die Alveolen inspiriert wird, alveoläre Ventilation im Sinne funktioneller Betrachtungsweise sein muß. Der Anschauung liegt die nicht zu bestreitende Tatsache zugrunde, daß es keine direkt meßbare alveoläre CO_2-Konzentration gibt, die als korrekter Nenner der CO_2-Clearance erkennbar wäre [20]. Vielmehr darf dem mittleren arteriellen pCO_2 als Nenner der CO_2-Clearance wirkliche physiologische Bedeutung als einem im Erfolgsorgan Blut vorliegenden Ergebnis zuerkannt werden. In diesem Sinne stellt dieser einfach meßbare Wert keine Hilfsgröße und keinen Ersatz für einen nicht meßbaren mittleren alveolären pCO_2 dar.

Der nach ENGHOFF berechenbare biologisch allein relevante funktionelle Totraum kann ein Mehrfaches des maximalen anatomischen Totraums betragen. Daraus folgt:

1. Für die Variabilität des funktionellen Totraums ist im wesentlichen ein alveolärer Totraum verantwortlich.
2. Die den Alveolarraum erreichende Frischluftfraktion des inspirierten Volumens – im Sinne BOHRs zu 100% alveoläre Ventilation – ist nach heutiger Auffassung nur zum Teil alveoläre Ventilation, weil sie zur CO_2-Elimination nur unvollkommen beiträgt.

4. Zur Entstehung von alveolärem Totraum

Ausnahmslos räumliche Vorstellungen im weitesten Sinn sind bis jetzt zur Erklärung der Entstehung von alveolärem Totraum herangezogen worden. Es fällt auf, daß Beiträge zu diesem Forschungsgebiet bisher überwiegend von klinischer bzw. pathophysiologischer Seite, zumindest unter Gesichtspunkten der Pathophysiologie, geliefert worden sind.

Als klassisches Beispiel für die Genese von Alveolartotraum dient die Lungenembolie. Wie theoretisch und experimentell nachgewiesen wurde [24, 54, 69] führt die partielle Occlusion der arteriellen Lungenstrombahn unter Aufrechterhaltung der Belüftung der ganzen Lunge zu einer erheblichen Zunahme der Totraumventilation. Diese Zunahme ist alveoläre Totraumventilation, sie liegt, wie leicht verständlich, in der Größenordnung der Ventilation des nicht durchbluteten Lungenbezirks.

Eine stärkere Rechts-Links-Kurzschlußdurchblutung intrapulmonal oder kardial stellt ebenfalls eine reale Erschwerung der CO_2-Elimination dar. Ihr Ausdruck ist ein vergrößerter funktioneller Totraum, oder das Vorhandensein einer Totraumkomponente, die konsequenterweise auch als Alveolartotraum bezeichnet werden muß. Das Ausmaß dieses Alveolartotraums ist jedoch durch die veno-arterielle Druckdifferenz, die für CO_2 nur wenige mm Hg beträgt, stark begrenzt.

Theoretisch muß ein Nebeneinander auch weniger extremer Ventilations-Perfusions-Verhältnisse in der Lunge, wie sie die Lungenarterienembolie einerseits und der Rechts-Links-Shunt andererseits darstellen, zur Genese von Alveolartotraum beitragen, und zwar hyperventilierte, aber unterperfundierte Bezirke mehr, hypoventilierte, aber überperfundierte Bezirke weniger. Da sich unter verschiedensten Bedingungen sowohl bei Lungenkranken als auch bei völlig gesunden Versuchspersonen recht beträchtliche alveoläre Totraumventilationen nachweisen lassen, ohne daß etwa Embolien oder Atelektasen vorliegen könnten, und da als einzige plausible Erklärung für die Genese des Alveolartotraums die inhomogene Lunge verbleibt, d. h. ein Nebeneinander unterschiedlicher Ventilations-Perfusionsverhältnisse, ist diese Hypothese heute allgemein akzeptiert.

Es liegen zahlreiche Untersuchungen vor, die als Beweis für diesen Mechanismus der Entstehung des alveolären Totraums angesehen werden. Bronchospirometrie und radioaktive Markierung von Atem- und Fremdgasen wurden angewendet [2, 6, 11, 13, 16, 35, 36, 37, 41, 45, 62, 65, 66]. Die meisten Autoren kamen zu dem Ergebnis, daß bei aufrechter Körperhaltung das Ventilations-Perfusionsverhältnis von cranial nach caudal erheblich abnimmt. Es kann danach durchaus für wahrscheinlich gehalten werden, daß eine vollständig homogene Verteilung von Ventilation und Perfusion auch in der gesunden Lunge nicht vorliegt.

5. Definition der verwendeten Symbole

Symbol	Dimension	Erklärung
$paCO_2$	Torr	arterieller CO_2-Druck
$p\bar{a}CO_2$	Torr	mittlerer arterieller CO_2-Druck, zu dessen Bestimmung arterielles Blut in 16–18 Einzelproben fortlaufend über In- und Exspiration sowie Atempause entnommen wurde
$pvCO_2$	Torr	mittlerer CO_2-Druck des oxygenierten venösen Mischblutes.
$p\bar{E}CO_2$	Torr	CO_2-Druck der gemischten Exspirationsluft

$pACO_2$	Torr	alveolärer CO_2-Druck
$pACO_{2\,ende}$	Torr	alveolärer CO_2-Druck am Ende der Exspiration
V_T	ml BTPS	Atemzugvolumen
V_A	ml BTPS	effektive alveoläre Ventilation eines Atemzuges: $$V_A = \frac{V_T \cdot p\bar{E}CO_2}{p\bar{a}CO_2}$$
V_{Df}	ml BTPS	funktioneller Totraum: $$V_{Df} = V_T - V_A$$
$V_{D\,an}$	ml BTPS	anatomischer Totraum
$V_{D\,mech}$	ml BTPS	instrumenteller Totraum
V_{DA}	ml BTPS	alveolärer Totraum: $$V_{DA} = V_{Df} - (V_{D\,an} + V_{D\,mech})$$
FRV'	ml BTPS	funktionelles Residualvolumen vermindert um das Volumen des anatomischen und instrumentellen Totraums
$\dot{Q}$	ml/min	Herzminuten- bzw. Perfusionsvolumen
$\dot{V}/\dot{Q}$		Ventilations-Perfusionsverhältnis

B. Fragestellung

Gegen die Hypothese, die die Beeinträchtigung der CO_2-Elimination, d. h. die Entstehung eines alveolären Totraums, ganz *überwiegend* auf örtliche Differenzen im Ventilations-Perfusionsverhältnis in der Lunge zurückführt, sind im wesentlichen 3 wichtige Einwände zu machen:

1. Die Existenz physiologischer Vorgänge, die zu einer gegenseitigen Anpassung der Ventilation und Perfusion in der Lunge führen.

Schon 1946 haben EULER und LILJESTRAND [22] Befunde erheben können, die zeigen, daß in minderbelüfteten Lungenbezirken die Perfusion erheblich gedrosselt wird. Mit diesen wiederholt bestätigten Ergebnissen [23, 38, 63, 64] vergleichbar ist die alltägliche Beobachtung in der Klinik, daß die Durchblutung von Atelektasen erheblich geringer zu sein pflegt, als der Größe des von der Ventilation ausgeschalteten Lungenbezirks entspricht. Das bedeutet aber offenbar, daß es zu einer Verlagerung der Perfusion in gut belüftete Lungenareale kommt. Andererseits führen Gefäßverschlüsse im Stromgebiet der Pulmonalarterien, wie SEVERINGHAUS et al. [54] sowie HERTZ et al. [31] zeigen konnten, über eine Bronchokonstriktion der betroffenen Lungenteile zur Einschränkung der Belüftung und damit zur partiellen Verlagerung der Ventilation auf die gut perfundierten Areale.

Im Ergebnis tendieren diese Anpassungsvorgänge, deren auslösende Ursachen hier nicht diskutiert werden sollen, zu einer Vereinheitlichung des Ventilations-Perfusionsverhältnisses in der Lunge, mit anderen Worten, zu einer Abschwächung der Auswirkungen sehr großer Differenzen.

2. Unzureichende Erklärung exzessiver Totraumventilationen bei Lungengesunden durch die gängige Hypothese.

Es finden sich in der jüngeren Literatur Mitteilungen über exzessive Totraumventilationen, deren Deutung mit der obengenannten Hypothese nicht möglich erscheint. So fanden STEGEMANN und HEINRICH [58] bei einer gesunden Versuchsperson einen funktionellen Totraum, der 48% eines Atemzugvolumens von 1794 ml betrug, wobei sie eine Differenz zwischen endexspiratorisch-alveolärem minus arteriellem CO_2-Druck von 14 Torr beobachteten. Will man für einen solchen Fall annehmen, daß erhebliche örtliche Unterschiede des Ventilations-Perfusions-Verhältnisses in dieser Lunge die Ursache für die behinderte CO_2-Elimination bzw. die Entstehung des großen Totraums sind, so bleibt schon theoretisch nur die Vermutung, daß die Perfusion etwa der halben, gut belüfteten Lunge *dauernd* unterbrochen ist.

3. Neuere Überlegungen, wonach Änderungen des Ventilations-Perfusionsverhältnisses in der *Zeit* erhebliche Änderungen des funktionellen Totraums verursachen können.

Neuerdings hat STANDFUSS [56] darauf hingewiesen, daß zur Lösung des Totraumproblems neben räumlichen Vorstellungen auch die zeitlichen Parameter von Ventilation und Perfusion Beachtung finden müssen. Einige dieser Parameter haben schon SEVERINGHAUS und STUPFEL [52] erwähnt. Sie waren allerdings der Auffassung, daß ihre Bedeutung nur gering sein könnte.

STANDFUSS ging von folgender Beobachtung aus: Untersucht man einen mit normaler Atemfrequenz (z. B. 15/min) atmenden Probanden im respiratorischen Gleichgewicht und bestimmt seine alveoläre Ventilation mit 4,5 l/min und fordert ihn dann auf, die Atemfrequenz auf 1/min zu reduzieren und sein Atemzugvolumen dabei auf die Größenordnung seiner Vitalkapazität, hier 4,65 l, zu steigern, so kann man folgende Beobachtungen machen:

- Der Proband benötigt zwanglos für In- und Exspiration ca. 8 sec.
- Der Atemzyklus ist charakterisiert durch eine lange exspiratorische Atempause oder Apnoe.
- Die Apnoe ist wesentlich kürzer als 52 sec, weil der Proband viel eher, offenbar wegen rasch zunehmender Dyspnoe, erneut ein- und ausatmen muß.
- Die mit einer Vitalkapazität exspirierte CO_2-Menge entspricht nicht der metabolischen CO_2-Produktion des Probanden in einer Minute. Die alveoläre Ventilation von 4,5 l/min, vorher verteilt auf 15 Atemzyklen, kann also nicht durch einen entsprechend vergrößerten Atemzug ersetzt werden.
- Der endexspiratorisch gemessene alveoläre CO_2-Druck liegt wesentlich unter dem arteriellen pCO_2.
- Der alveoläre pCO_2, bestimmt zu Beginn der Exspiration, etwa nach Exhalation von ca. 800 ml, ist extrem niedrig und spiegelt offenbar den Grad der Verdünnung des CO_2 im Residualvolumen wider.
- Der CO_2-Druck in einer Alveolarluftprobe am Ende der exspiratorischen Apnoe liegt deutlich über dem arteriellen CO_2-Druck.
- Der funktionelle Totraum bei regelmäßiger Ventilation der Vitalkapazität liegt um 1500 ml. Der Proband ist zu einer höheren Atemfrequenz gezwungen, auch dann, wenn er regelmäßig erst schwer dyspnoisch mit der erneuten Inspiration beginnt.

Der Autor vermutete, daß der funktionelle Totraum bei einer Ventilation, die durch regelmäßige exspiratorische Atempausen gekennzeichnet ist, stets vergrößert sein *müßte* und zwar auch dann, wenn das Ventilations-Perfusions-Verhältnis überall in der Lunge gleich ist.

Alveolartotraum entsteht nach seiner Auffassung immer und zwar physiologischerweise, wenn Atempausen der Exspiration regelmäßig folgen, was unter Ruhebedingungen und während Respiratorbehandlung bei Normoventilation stets der Fall ist, wenn die Atemfrequenz unwillkürlich oder iatrogen niedrig, das Atemzugvolumen dann entsprechend groß gewählt werden. Der Mechanismus der Entstehung des Alveolartraums erscheint verständlich (s. Abb. 1). Das entscheidende Verhältnis für die Effektivität des Atemzugs bezüglich der CO_2-Elimination, $p\bar{E}CO_2/p\bar{a}CO_2$ wird durch eine exspiratorische Apnoe zugunsten des Nenners verschoben. Im Alveolarraum und im Lungenvenenblut steigt der pCO_2 in dieser Pause an in Abhängigkeit von der Größe dieses Raums, der Perfusion und dem pCO_2 im gemischt venösen Blut der Pulmonalarterien. Mit dem nachfolgenden Atemzug kann aber, wie wir sehen werden, nur ein Teil des praeinspiratorisch in der Lunge vorhandenen und während der In- und Exspiration vom venösen Mischblut abgegebenen CO_2 eliminiert werden.

In Konsequenz dieser Erkenntnis untersuchte STANDFUSS auch die Frage, in welcher Weise die CO_2-Elimination durch die Ventilation bei regelmäßiger inspiratorischer Apnoe beeinflußt würde (s. Abb. 2). Dabei lag der endexspiratorisch-alveoläre CO_2-Druck stets über dem mittleren arteriellen pCO_2, das Verhältnis $p\bar{E}CO_2/p\bar{a}CO_2$ war zugunsten des Zählers verschoben [18]. Bei Totraummessungen am Menschen hat der obengenannte Autor auch die Faktoren mitbestimmt, die theoretisch den mittleren alveolären CO_2-Druck beeinflussen. Von der zunächst unbestätigten Hypothese ausgehend, daß der von ihm gemessene Alveolartotraum allein durch Änderungen des Ventilations-Perfusionsverhältnisses in der *Zeit* verursacht sein könnte, stellte er Gleichungen zur Berechnung des alveolären CO_2-Drucks für eine funktionell homogene, menschliche Lunge auf, d. h. eine Lunge, in der Ventilation und Perfusion räumlich völlig gleichmäßig verteilt angenommen sind.

Angesichts der praktischen Bedeutung seiner Ergebnisse für die Atemphysiologie, die angewandte Physiologie und Klinik erschien eine tierexperimentelle Nachprüfung und Ergänzung von Wert. Diesem Zweck dient die vorliegende Arbeit. Sie berichtet über die Beeinflussung der CO_2-Elimination kontrolliert ventilierter und perfundierter Hundelungen in einem artifiziellen Thorax durch regelmäßige in- und exspiratorische Atempausen im respiratorischen Gleichgewicht. Es wird die Frage beantwortet, welche Auswirkungen Änderungen des Ventilations-Perfusions-Verhältnisses in der Zeit auf die CO_2-Elimination und damit den Totraum haben können. Diese Antwort wird ermöglicht durch den Vergleich der experimentellen Ergebnisse mit den Resultaten, die gefunden werden, wenn für jede aktuelle Versuchssituation eine räumlich gleichmäßige Verteilung von Ventilation und Perfusion angenommen wird.

Gegenüber den Messungen an Menschen bietet die verwendete Versuchsanordnung theoretisch folgende Vorteile:

- Bei der mit konstantem Durchfluß arbeitenden Perfusionspumpe ist die direkte Messung des Zeitvolumens möglich.
- Der bei STANDFUSS mittels CO_2-Rückatmung bestimmte venöse pCO_2 ist im oxygenierten »venösen« Blut direkt meßbar.
- Das respiratorische Gleichgewicht sowie die Konstanten der Atemform sind durch die mechanische Beatmung zuverlässiger zu bestimmen.
- Das funktionelle Residualvolumen ist für jedes steady state mit 2 verschiedenen Methoden kontrollierbar.
- Die Änderung des arteriellen CO_2-Drucks kann durch lungennahe Entnahme am ehesten nachgewiesen werden.

– Es besteht die Möglichkeit, die die CO_2-Elimination beeinflussenden Faktoren FRV, HZV, Hubvolumen, $pvCO_2$ und die Zeitcharakteristik der Ventilation in weiteren Grenzen zu variieren.

Um den zu erwartenden Effekt von Änderungen des $\dot{V}/\dot{Q}$ in der Zeit auf die CO_2-Elimination deutlich zu machen, wurden extreme Ventilationstypen angestrebt. Einer Meßserie von Atemzyklen mit exspiratorischen Pausen folgt eine Serie mit inspiratorischen Pausen bei praktisch gleichem Hubvolumen, FRV, HZV und Atemform bzw. umgekehrt.

C. Methodik

Ein Schema der Versuchsanordnung gibt Abb. 3

1. Verwendete Apparate

a) Künstlicher Thorax

Kernstück der Versuchsanordnung war ein artifizieller Thorax aus Plexiglas, in den die isoliert perfundierte Lunge eingespannt wurde. Aus einer Seitenwand wurde eine Scheibe ausgeschnitten, mit einer Gummiplatte zum Rand hin abgedichtet und über eine mehrfach gelagerte Achse mit dem Exzenter des Pumpenmotors verbunden. Innenmaße des Kastens: 44 · 44 · 45 cm. Durchmesser des Pumpenstempels: 21 cm.

Das Hubvolumen dieses Modellthorax war zwischen 0 und mehr als 2000 ml stufenlos regulierbar. Über zwei Totpunktschalter und damit geschalteter Relais konnte die Hin- und Herbewegung des Pumpenstempels getrennt gesteuert werden. So waren In- und Exspirationszeiten genau einzustellen bzw. zu verändern. Die Drehzahl der Exzenterscheibe und damit die Atemfrequenz war durch ein zwischengeschaltetes Zeromaxgetriebe regulierbar.

Am Boden des Gehäuses waren zwei Heizschlangen eingebaut. Die Temperatur des Gehäuseinhalts (0,9%ige NaCl-Lösung) wurde von einem Thermostaten auf 38°C gehalten. Zur ständigen Umwälzung diente eine Rollerpumpe.

Druckänderungen des Gehäuseinneren während Ein- und Ausatmung sowie bei der Einstellung des funktionellen Residualvolumens konnten mit einem Wassermanometer verfolgt werden. Durch den Gehäuseboden führte ein Glasrohr zur Verbindung der Trachea mit dem außenliegenden Atemventil. Durch die dem Diaphragma gegenüberliegende Wand führten zwei gleichartige Glasrohre zur Verbindung der Pulmonalarterie und des linken Vorhofs mit der extrakorporalen Zirkulation.

b) Ventilationsmessung

Zur Messung der CO_2-Konzentration der Exspirationsluft wurde ein nach dem Nebenstromverfahren arbeitender Ultrarot-Absorbtionsspektrograph URAS-M benutzt. Die Atemgeschwindigkeit wurde mit einem Pneumotachographen geschrieben. Das Pneumotachogramm und die vom URAS-M gemessene CO_2-Konzentration wurden auf einem Zweikanaldirektschreiber aufgezeichnet.

Das Hubvolumen wurde mit einer feuchten Respirationsgasuhr gemessen.

c) Perfusion

Das aus dem linken Vorhof abfließende Blut wurde durch einen Scheibenoxygenator geleitet, dessen Einlaß auf 20 mm aufgebohrt wurde, um so eine artifizielle Mitralstenose zu verhindern. Der Oxygenator stand in einem Wasserbad, dessen Temperatur mit einem Tauchthermostaten auf 38°C gehalten wurde. Hier wurde das Blut mit einem Gemisch aus ca. 9% CO_2 und 91% O_2 beschickt, das vorher zur Wasserdampfsättigung durch eine Waschflasche geleitet worden war.

Eine Fingerpumpe mit stufenlos einstellbarer Leistung schloß den Perfusionskreis. Sie pumpte das Blut aus dem Oxygenator in die A. pulmonalis.

Zwischen Oxygenator und Fingerpumpe war ein Schaumfänger eingeschaltet.

Zur Bestimmung des arteriellen und venösen CO_2-Drucks wurde die Methode von ASTRUP [5] angewendet.

2. Eichung und Messung

a) Bestimmung der CO_2-Konzentration in der Gasphase

Vor jedem Versuch wurde mit dem mindestens 3 Stunden vorher eingeschalteten URAS-M eine Eichtreppe geschrieben. Dazu wurden 3 zuvor nach der Methode von SCHOLANDER [50] bestimmte CO_2/O_2-Gemische von 3, 6 und 9% CO_2 mit Hilfe der Membranpumpe des URAS-M durch die Meßkammer geschickt und die jeweilige Konzentration mit dem Mehrfachschreiber aufgezeichnet.

Die im URAS-M eingebaute elektrische Eichung sowie die Null-Anzeige wurden während des Versuchs in unregelmäßigen Abständen überprüft.

Gemessen wurde die endexspiratorische CO_2-Konzentration ($pACO_{2\,ende}$) und die mittlere CO_2-Konzentration ($p\bar{E}CO_2$). Zur Bestimmung des $p\bar{E}CO_2$ wurden je nach der Größe des Hubvolumens mehrere Atemzüge in einen 3,5 l fassenden Atembeutel gesammelt und analysiert. Zuvor war der Atembeutel mit Gas aus demselben steady state gespült und sorgfältig entlüftet worden.

Zur Bestimmung des $pACO_{2\,ende}$ wurde die URAS-M-Pumpe unmittelbar an das Atemventil angeschlossen. Das Absaugvolumen betrug 40–60 l/Std. Es wurde darauf geachtet, daß die Pumpe vor den Blutentnahmen und vor Bestimmung des Hubvolumens abgeschaltet war.

Ein steady state galt als erreicht, wenn bei Konstanz des $p\bar{v}CO_2$ über mehrere Atemzüge gleiche, endexspiratorische CO_2-Konzentrationen gemessen wurden. Die Konzentrationen wurden in Drucke umgerechnet.

b) Messung des Atemzugvolumens (V_T) und der Atemform

Die mit der Gasuhr gemessenen Volumina wurden auf Bedingungen des künstlichen Thorax, d. h. 38°C und volle Wasserdampfsättigung umgerechnet:

$$V_{BTPS} = V_{ATPS} \cdot \frac{311(P_B - P_{H_2O})}{(273 + T_G)(P_B - 49,6)}$$

V_{ATPS} = mit der Gasuhr gemessenes feuchtes Volumen, T_G = Temperatur der Gasuhr, P_{H_2O} = der bei entsprechender Gasuhrtemperatur bestehende Wasserdampfdruck.

c) Pneumotachogramm

Exspiratorischer und inspiratorischer Gasfluß waren auf Grund der nahezu gleichbleibenden Stempelbewegung der Beatmungspumpe annähernd konstant. Wegen der relativ komplizierten Eichung des Pneumotachographen wurde auf eine Integration der gewonnenen Kurven zur Kontrolle des V_T verzichtet. Es wurde ausschließlich zur Bestimmung der In- und Exspirationszeit sowie der Länge der Atempausen herangezogen und diente der Kontrolle einer konstanten Atemstromstärke im respiratorischen Gleichgewicht. Mit Hilfe eines in das Gehäuse des Atemventils dicht eingeführten Stiftes, der den exspiratorischen Teil des Ventils offen hielt, und mittels des hier aufgesetzten Pneumatochographenkopfes war es bei inspiratorisch verschlossenem Ventil ohne Umwechseln des Meßkopfes möglich, In- und Exspirationszeit zu messen. Bei dem dann folgenden steady state wurde der Stift zurückgezogen, die Inspirationsseite des Ventils freigegeben und nur exspiratorische Pneumotachogramme geschrieben.

d) Messung der Perfusion und des CO_2-Drucks im Blut

Das Zeitvolumen der Fingerpumpe wurde nach jedem Versuch bei unveränderter Einstellung mit Blut gemessen.

Das P_H-Meter der Astrup-Apparatur wurde vor jeder Messung mit einer von der Herstellerfirma gelieferten Pufferlösung von P_H 7,38 geeicht, bei der weiter unten besprochenen Analyse der Serie von Einzelproben nach jeder 4. Analyse. Die anaerob entnommenen Proben wurden sofort bestimmt. Die Äquilibrierung erfolgte bei der Lungentemperatur von 38°C.

Die Bestimmung des CO_2-Drucks in dem in die Lunge einströmenden venösen Blut mit der Methode nach ASTRUP war wegen der vollen Oxygenierung ohne Korrektur erlaubt. Hier wurden für jedes steady state Doppelbestimmungen aus jeweils 2 Proben durchgeführt. Die Abweichungen im steady state lagen innerhalb der Fehlerbreite der P_H-Elektrode von $\pm 0,005$.

Die Proben zur Bestimmung des arteriellen CO_2-Drucks ($paCO_2$) wurden kurz nach der Einmündung der Vv. pulmonales in den linken Vorhof durch einen im großen Ausflußschlauch liegenden kleinen Schlauch entnommen. Da CO_2-Druckänderungen im Alveolarraum über CO_2-Druckänderungen in den Lungenvenen trotz zu erwartender Dämpfung nachweisbar sein mußten, war es notwendig, möglichst viele über einen Atemzyklus mit anschließender Pause verteilte Einzelproben zu entnehmen. Zu diesem Zweck wurde ein technisch einfaches Verfahren entwickelt (Abb. 4): Das äußere Ende des Entnahmeschlauchs wurde mit einem gleichartigen Schlauch verbunden, der in 8–9 Schlingen gelegt auf einem Brett durch Stifte gehalten wurde. Darüber war eine um die Längsachse drehbare Schiene so befestigt, daß durch Drehung um 45° 16–18 Einzelschlingen momentan durch quere Kompression voneinander isoliert wurden. Auf diese Weise wurde eine Durchmischung des Blutes, soweit sie in den Lungenvenen und während der Entnahmezeit noch nicht eingetreten war, verhindert. Außerdem wurde für jedes steady state eine Blutprobe zur Analyse in eine 2 ml fassende Spritze abgenommen. (Zu den gemessenen Unterschieden s. Abb. 15 und 16.) Der Druck in der A. pulmonalis wurde mit einem Steigrohr zwischen Perfusionspumpe und pulmonalem Einfluß gemessen.

e) Bestimmung des funktionellen Residualvolumens

Das nach einer Exspiration in der Lunge verbleibende Gasvolumen wurde mit zwei Verfahren gemessen.

1. Heliummethode: Vor der Zumischung eines abgemessenen He-Volumens wurde die Lunge mit reinem Sauerstoff beatmet. Im Gegensatz zur üblichen Methode wurde nach Heliumzumischung und Rückatmung im geschlossenen System nicht die sich einstellende Heliumkonzentration sondern die O_2-Konzentration mit Hilfe eines O_2-Analysators gemessen. Der in den O_2-Meßkreis eingeschaltete URAS-M diente einmal als Saugpumpe für den O_2-Analysator, zum anderen zeigte er die CO_2-Konzentration an, die bei unterbrochener Perfusion noch in der Lunge herrschte. Diese CO_2-Konzentration betrug nie über 1 Vol.-%. Vor der Abfüllung des Heliums waren Gasuhr, Atembeutel und seine Schlauchverbindungen zum URAS-M und O_2-Analysator so lange mit Helium gespült worden, bis der O_2-Analysator Null anzeige. Die Berechnung setzt vollständige Denitrogenierung der Lunge voraus, die stets gegeben war. Die Kenntnis des abgemessenen Heliumvolumens und der CO_2- und O_2-Konzentrationen der Lunge vor Heliumzumischung und im System Atembeutel–Lunge nach Konzentrationsausgleich ermöglichte die Berechnung des FRV, das in bekannter Weise auf BTPS korrigiert wurde.

2. Kollapsmethode: Die verwendete Versuchsanordnung legte es nahe, eine weitere Möglichkeit, das FRV zu messen, auszunutzen. Ließ man die Lunge durch Öffnen des Gehäuseeinlasses kollabieren und leitete das entweichende Gasvolumen in einen mit Wasser gefüllten Meßzylinder, der auf dem Kopf in einer Wanne stand, so war das FRV direkt abzulesen. Druck- und Temperaturkorrekturen erübrigten sich, wenn man den Wasserspiegel des Zylinders dem der Wanne anglich und darauf achtete, daß in Wanne und Gehäuse 38°C herrschten. Die Messung ließ sich durch Absaugen der jeweils entstehenden Luftblase im Gehäuse und erneutem Kollaps beliebig oft reproduzieren. Da Trachea und Bronchien nicht oder nur in geringem Umfang kollabieren, erhielt man eine Größe, die etwa der Differenz aus funktionellem Residualvolumen und anatomischem Totraum entspricht. Auf Grund der Fehlerbreite der Heliummethode war es von vornherein nicht zu erwarten, daß durch Vergleich der Meßwerte beider Methoden der anatomische Totraum bestimmt werden konnte.

f) Bestimmung des anatomischen und instrumentellen Totraums

Der instrumentelle Totraum setzte sich aus dem Volumen des Atemventils zwischen den beiden Glimmerplättchen und des durch den Gehäuseboden führenden Glasrohres zusammen. Er wurde durch Ausgießen mit Wasser gemessen.

Tab. 1

Vers. Nr.	FRV ml BTPS (Helium)	FRV' ml BTPS (Kollaps)
20	1058	870
22	905	682
23	795	820
24_1	635	725
27_1	1273	1020
27_2	883	915
24_2	634	734
25	627	688
26_1	1580	1540
26_2	1830	1980
26_3	735	635
28	1670	1630

Der größere Teil des nach Resektion des Larynx verbleibenden Volumens der Luftwege wurde gemessen, der Rest geschätzt: Nach Versuchsende wurden beide Stammbronchien kurz unterhalb der Bifurkation abgeklemmt und die Trachea mit Wasser ausgegossen. Die Hälfte des so bestimmten Volumens wurde als Volumen des innerhalb des Lungensparenchyms liegenden Restes des Bronchialbaums angenommen [9]. Addierte man diesen $V_{Dan} + V_{Dmech}$ zu dem mit der Kollapsmethode gefundenen Wert, so ergab sich gute Übereinstimmung mit dem mittels Helium bestimmten FRV (s. Tab. 1).

3. Versuchstiere und Vorbereitung

Als Versuchstiere dienten Bastardhunde verschiedenen Geschlechts. Das Gewicht betrug zwischen 24 und 35 kg. An 9 Lungen wurden 25 Meßserien durchgeführt. Die Tiere erhielten als Narkose 25 mg/kg Körpergewicht Penthobarbital-Natrium i. v. und wurden anschließend intubiert. Nach Präparation und Kanülierung der A. femoralis blutete das Tier in einen Meßzylinder aus. Mit 20 mg/kg Körpergewicht Heparin–Natrium wurde die zur Füllung des Perfusionssystems notwendige Blutmenge von mindestens 1200 ml ungerinnbar gemacht. Durch Zusatz von 10 mval $NaHCO_3$ wurde das im Kollapsblut auftretende Basendefizit ausgeglichen.

4. Präparation des Herz-Lungen-Pakets

Nach Rückenlagerung des Tiers auf dem Operationstisch erfolgte ein Medianschnitt vom Epigastrium bis in die mittlere Halsregion. Danach Präparation der Trachea, Extubation und Durchschneidung der Trachea unterhalb des Ringknorpels. Der wiedereingeführte Tubus wurde mit einer aufblasbaren Manschette gegen die Trachealwand abgedichtet und mit einem Stopfen verschlossen. So kollabierte die Lunge bei der sich anschließenden Thorakotomie nur teilweise.
Nach Abdecken der freien Rippenenden mit Gummitüchern wurde die rechte Thoraxwand von der 8. bis einschließlich der 1. Rippe abgetragen. Die V. cava inferior wurde ebenso doppelt ligiert und durchtrennt, wie anschließend Aorta und Oesophagus. Der Oesophagus wurde gefaßt und das Herz-Lungen-Paket bei gleichzeitigem Zug nach oben und Abpräparieren längs der Wirbelsäule herausgehoben.
Der Herzbeutel wurde eröffnet und Perfusionsanschlüsse in den pulmonalen Ausfluß gebracht bzw. in den linken Vorhof eingebunden.

5. Einspannen der isolierten Lunge in den künstlichen Thorax und Füllung des Systems

Der Anschluß der Trachea erfolgte mit einer Schraubenklemme an das durch den Gehäuseboden führende Glasrohr. Das zuführende Schlauchsystem und der Oxygenator wurden mit Blut gefüllt. Nach Einstellen des Gasdurchflusses wurde der Oxygenator eingeschaltet, um ein Sedimentieren der Erythrozyten zu verhindern. Nach Anschluß der Perfusionsschläuche wurde sorgfältig entlüftet.
Nachdem das Gehäuse zur Hälfte mit auf etwa 38° vorgewärmter 0,9%iger NaCl-Lösung gefüllt worden war, wurde die Lunge gebläht und untergetaucht um sicher zu sein, daß das Lungenparenchym nicht verletzt worden war. Es folgte vollständige Füllung und dichter Verschluß des Gehäuses. Umwälzung und Thermostatisierung wurden eingeschaltet.

Das gewünschte funktionelle Residualvolumen wurde durch Ablassen von Kochsalzlösung eingestellt.

Nach Anschluß des Atemventils, des Pneumotachographen und der Verbindung zum URAS-M und zur Gasuhr begannen Perfusion und Beatmung des Präparats.

6. Versuchsablauf

Die Zeit für Operation, Kanülierung des Herzens, Einspannen des Präparats, Gehäusefüllung und Einstellen des FRV, gemessen vom Tod des Hundes bis zum Beginn von Perfusion und Beatmung, betrug weniger als 70 Minuten.

Eine Meßserie begann mit der Aufzeichnung des in- und exspiratorischen Pneumotachogramms. Dies war mit dem wie oben beschriebenen veränderten Atemventil ohne Wechsel der Ventilseite und des Fleischkopfes möglich. In- und Exspirationszeit, Atempause und Atemstromstärke wurden nun für die Serie konstant gehalten. Nach der Freigabe des Ventils wurden fortlaufend exspiratorische Kurven geschrieben. Sie dienten der Kontrolle des steady state und der Funktion des Atemventils.

Während sich das respiratorische Gleichgewicht einspielte, wurde das Atemzugvolumen als Mittelwert aus mehreren Atemzügen bestimmt. Das steady state war erreicht, wenn aus mehreren aufeinanderfolgenden Exspirationen die gleiche endexspiratorische CO_2-Konzentration gemessen wurde. Es folgten die Blutentnahmen auf der arteriellen und venösen Seite, die sofort analysiert wurden. Für die Spritzenprobe und das in dem dünnen, geschlängelten Schlauch entnommene Blut wurde dieselbe Gerade zwischen den äquilibrierten Werten im pH/log pCO_2-Diagramm zugrunde gelegt, so daß zur Bestimmung der Proben aus den Einzelschlingen nur pH-Messungen notwendig waren, um das entsprechende pCO_2 abzulesen. An die Blutentnahmen schloß sich die Messung des CO_2-Drucks der gemischten Exspirationsluft an.

Eine Meßserie wurde beendet, wenn noch einmal das fortbestehende respiratorische Gleichgewicht an Hand der Konstanz des Pneumotachogramms, des endexspiratorischen CO_2-Drucks und des $p\bar{v}CO_2$ kontrolliert worden war. In der folgenden Serie wurden alle Parameter bis auf die Art der Atempause möglichst konstant gehalten. Um Fehler durch eine gleichbleibende Reihenfolge zu vermeiden, wurden bei einer Doppelserie zunächst exspiratorische, bei der nächsten zunächst inspiratorische Atempausen eingestellt.

Jeweils nach einer Doppelserie wurde das Residualvolumen mit der Helium- und der Kollapsmethode gemessen.

In der Regel wurden mit einem Präparat zwei Doppelserien gemessen. Die Zeit von Beginn der Durchströmung und Beatmung der isolierten Lunge bis Versuchsende betrug dabei 2 bis 2½ Stunden.

Über die gesamte Versuchszeit wurden in unregelmäßigen Abständen kontrolliert: Temperatur des Gehäuseinhalts und des Oxygenatorbads, der Gasdurchfluß durch den Oxygenator, Kasteninnendruck und Druck in der A. pulmonalis.

Nach Versuchsende wurde das Volumen der Trachea wie oben beschrieben bestimmt. Die Bronchien wurden bis zur Peripherie hin aufgeschnitten, um die Ursache für einen eventuell festgestellten atelektatischen Bezirk oder Anzeichen eines Lungenoedems zu finden.

D. Experimentelle Ergebnisse

Eine Zusammenfassung der Meßergebnisse der 25 Versuche gibt die Tab. 2. Bei 10 Versuchspaaren waren V_T, FRV, Perfusion und Dauer der Atempausen für den Ventilationstyp mit regelmäßiger ex- und inspiratorischer Apnoe jeweils gleich oder annähernd gleich. Sie sind zum besseren Vergleich nebeneinander aufgeführt. Die Reihenfolge der Tabellierung ist deshalb nicht chronologisch, sie wird in allen weiteren Tabellen beibehalten.

Es ist zu ersehen:

1. Der CO_2-Druck der gemischten Exspirationsluft, $p\bar{E}CO_2$, liegt bei Versuchen mit inspiratorischen Pausen höher als bei exspiratorischen Pausen. Dieser Sachverhalt ist in Abb. 5 graphisch dargestellt.
2. Es besteht eine positive Abhängigkeit des $p\bar{E}CO_2$ von der Pausenlänge. Der steilere Anstieg des $p\bar{E}CO_2$ bei inspiratorischen Pausen gegenüber dem bei exspiratorischen Pausen mit zunehmender Pausenlänge ist in Abb. 6 verdeutlicht.
3. Der endexspiratorisch gemessene CO_2-Druck liegt bei exspiratorischen Pausen niedriger als bei den Gegenversuchen mit inspiratorischen Pausen.
   Der $p\bar{E}CO_2$ liegt bei inspiratorischen Pausen immer näher am endexspiratorisch-alveolären pCO_2 als bei exspiratorischen Pausen. Dies wird in Abb. 7 gezeigt, in der die Differenzen $pACO_{2\,ende} - p\bar{E}CO_2$ für in- und exspiratorische Pausen gegeneinander aufgetragen sind.
4. Der aus 16–18 Einzelproben pro Atemzyklus (Inspiration, Exspiration, regelmäßiger Atempause) gemittelte arterielle CO_2-Druck ($p\bar{a}CO_2$) liegt bei exspiratorischen Pausen höher als bei inspiratorischen Pausen (s. Abb. 8).
5. Die Änderung des $paCO_2$ während eines kompletten Atemzyklus (In- und Exspiration und in- oder exspiratorische Pause) ist an repräsentativen Beispielen für Gleichgewichtszustände mit regelmäßigen exspiratorischen Pausen (Abb. 9, Versuch Nr. 24_1) und inspiratorischen Pausen (Abb. 10, Versuch Nr. 24_2) gezeigt. Das Entnahmeverfahren wurde in der Methodik beschrieben. Bei Versuchen mit exspiratorischen Pausen ließen sich in der Regel größere Änderungen messen. Wie aus den Kurvenverläufen hervorgeht, nähert sich der $paCO_2$ bei exspiratorischen Pausen steiler dem $p\bar{v}CO_2$ als bei inspiratorischen Pausen.
6. Das Verhalten der sogenannten aAD-pCO_2, d. h. der Differenz $p\bar{a}CO_2$ minus $pACO_{2\,ende}$ zeigt für alle Versuche die Abb. 11. Der $p\bar{a}CO_2$ liegt bei exspiratorischen Pausen immer über dem $pACO_{2\,ende}$ und zwar maximal 15 Torr, minimal 4,4 Torr. Die Differenzen bei Versuchen mit inspiratorischen Pausen sind geringer (maximal 6,2 Torr). Bei 5 Versuchen liegt der $p\bar{a}CO_2$ unter dem endexspiratorisch-alveolären pCO_2. Ausnahmslos ist die sogenannte aAD-pCO_2 deutlich kleiner in Versuchen mit inspiratorischen Pausen verglichen mit Versuchen, in denen unter Konstanthaltung wichtiger anderer Faktoren die inspiratorische Pause durch eine exspiratorische Pause ersetzt wurde.

In der Tab. 3 sind abgeleitete Größen aufgeführt, die die alveoläre und Totraumventilation betreffen. Wie die Abb. 12 zeigt, ist die alveoläre Ventilation pro Atemzug bei Versuchen mit inspiratorischen Pausen immer größer als bei exspiratorischen Pausen, obwohl das Atemzugvolumen und andere wichtige Faktoren konstant gehalten waren. Abb. 13 zeigt die Größe der entsprechenden funktionellen Toträume.
Bei vier Versuchen mit inspiratorischen Atempausen ist die Differenz $V_{Df} - (V_{Dan} + V_{Dmech})$, d. h. der alveoläre Totraum, negativ (s. Abb. 14).

Tab. 2 *Meßergebnisse*
Inspirationszeit 3 sec; Exspirationszeit 2 sec; FRV' und V_T in ml BTPS

Vers. Nr.	Pausen-länge sec	Af min⁻¹	Perf. ml/min	FRV' ml	Exspiratorische Pausen					Inspiratorische Pausen				
					V_T ml	$p\bar{E}CO_2$ Torr	$p\bar{v}CO_2$ Torr	$p\bar{a}CO_2$ Torr	$pACO_{2\,ende}$ Torr	V_T ml	$p\bar{E}CO_2$ Torr	$p\bar{v}CO_2$ Torr	$p\bar{a}CO_2$ Torr	$pACO_{2\,ende}$ Torr
20	10	4	1250	964	765	17,0	41,0	29,8	24,7	730	20,0	41,0	27,6	26,2
22	10	4	1430	794	1050	13,9	39,5	30,1	21,7	1075	13,2	30,7	21,4	16,5
23	25	2	1430	820	1140	14,6	32,3	23,8	19,4	1175	18,9	29,3	20,1	23,0
24$_1$	25	2	1430	725	1060	17,3	45,5	35,6	22,7	1160	22,7	37,5	26,2	26,3
27$_1$	25	2	1430	1146	1260	18,6	44,8	36,0	25,3	1260	22,9	38,2	28,0	28,4
27$_2$	25	2	1430	915	1375	17,8	41,2	32,2	24,4	1375	21,5	39,2	28,6	25,5
24$_2$	55	1	940	734	1045	16,9	50,0	38,9	24,0	1100	26,8	46,5	34,0	31,1
25	55	1	640	688	970	20,0	52,5	42,3	27,7	963	26,6	50,0	38,7	37,5
26$_1$	55	1	940	1540	1210	21,5	47,4	37,2	28,6	1210	29,7	47,2	37,4	34,4
26$_2$	55	1	940	1980	965	23,3	46,8	37,0	32,3	965	30,5	43,7	33,6	34,5
26$_3$	55	1	940	685						1440	28,3	42,0	31,3	32,7
28$_1$	5	6	1450	2340	230	9,2	57,0	49,4	34,3					
28$_2$	15	3	1450	2110	460	21,6	49,5	42,0	39,7					
28$_3$	25	2	1450	1880	690	22,6	45,0	38,5	36,5					
28$_4$	35	1,5	1450	1650	920	24,8	42,0	36,8	31,8					

Tab. 3 *Experimentell bestimmte Werte für alveoläre und Totraumventilation*
(ml BTPS)

Vers. Nr.	FRV' ml	$V_{Dan+Dmech}$	Exspiratorische Pausen					Inspiratorische Pausen				
			V_A ml	V_{Df} ml	V_{DA} ml	V_A in % des V_T	V_{Df} in % des V_T	V_A ml	V_{Df} ml	V_{DA} ml	V_A in % des V_T	V_{Df} in % des V_T
20	964	140	436	329	189	57	43	528	201	63	72	28
22	794	210	486	564	354	46	54	665	410	200	62	38
23	808	170	700	440	270	61	39	1110	65	—105	94	6
24$_1$	705	170	515	545	375	49	51	1000	160	— 10	86	14
27$_1$	1146	150	651	609	459	52	48	1030	230	80	82	18
27$_2$	915	150	761	614	464	55	45	1033	342	192	75	25
24$_2$	734	170	454	591	421	43	57	867	233	63	79	21
25	688	170	458	512	342	47	53	662	301	131	69	31
26$_1$	1540	170	700	510	340	58	42	960	250	80	79	21
26$_2$	1980	170	608	357	187	63	37	876	89	— 81	91	9
26$_3$	685	170						1300	140	— 30	90	10
28$_1$	2340	180	43	187	7	19	81					
28$_2$	2110	180	237	223	43	52	48					
28$_3$	1880	180	407	283	103	59	41					
28$_4$	1650	180	620	300	120	67	33					

Die Messung der veno-arteriellen CO_2-Druckdifferenz ermöglichte einen Vergleich der pro Minute aus dem Blut eliminierten CO_2-Menge mit der pro Minute exspirierten CO_2-Menge. Eine Zusammenfassung für alle Versuche gibt die Abb. 15. Die Korrelationsgerade der aufgetragenen Beziehung geht nicht ganz durch den Nullpunkt. Sicher ist der Fehler, der in die Berechnung der aus dem Blut verschwundenen CO_2-Menge eingeht, größer, da man dabei von der Differenz des mit einem Fehler von pH 0,005 gemessenen $p\bar{v}CO_2$ und dem mit dem gleichen Fehler bestimmten $p\bar{a}CO_2$ ausgeht, während die ausgeatmete CO_2-Menge aus der gegen Null gemessenen CO_2-Konzentration berechnet wurde.

Für den in der Abb. 15 wiedergegebenen Vergleich wurde der aus durchschnittlich 17 Einzelbestimmungen (nach obengenannter spezieller Methode) ermittelte $p\bar{a}CO_2$ benutzt, der in dieser Arbeit als zuverlässigster Wert verwendet wird. Der in Abb. 16 gezeigten schlechteren Korrelation liegt der aus einer 2-ml-Spritze bestimmte, weniger zuverlässige $p\bar{a}CO_2$ zugrunde. Die weitaus bessere Übereinstimmung der aus dem Blut verschwundenen und der exspirierten CO_2-Mengen unter Zugrundelegung des Mittelwertes aus Vielfachbestimmungen des arteriellen pCO_2 kann als Hinweis auf das methodisch überlegene, von uns verwendete Meßverfahren gewertet werden.

E. Diskussion

1. Besprechung der experimentellen Ergebnisse

a) Behinderung der CO_2-Elimination bzw. Entstehung von alveolärem Totraum bei regelmäßig wiederkehrenden exspiratorischen Atempausen im respiratorischen Gleichgewicht

Der Effekt eines Atemzugs auf die CO_2-Elimination oder seine Potenz, seiner Größe entsprechend den mittleren arteriellen CO_2-Druck in adäquater Weise zu senken, ist erstaunlich gering, wenn der Exspiration eine längere Apnoe folgt. Das zeigen alle Messungen mit diesem Atemtyp in den vorliegenden Untersuchungen, womit die am Menschen erhobenen Befunde [56] bestätigt werden. Bei Atemzugvolumina bis zu 1375 ml ließ sich von uns eine Zunahme des funktionellen Totraums bzw. ein alveolärer Totraum bis zu 460 ml nachweisen. Der hohe Totraumanteil der Atemzüge scheint zumindest teilweise durch die zeitliche Charakteristik dieser Ventilation erklärt zu werden, wofür folgendes spricht:

1. Die im Experiment gesicherte Konstanz der pulmonalen Perfusionsrate und des venösen CO_2-Drucks muß während einer exspiratorischen Atempause zu einem fortlaufenden und simultanen Anstieg des alveolären und arteriellen CO_2-Drucks führen. Während der Inspiration muß es nun bei verhältnismäßig großem V_T und kleinem FRV zu einem erheblichen Abfall des alveolären und kapillären pCO_2 kommen, der während der Exspiration wegen der Kürze der Zeit, in der venöses Blut weiter die Lungen durchströmt, nicht ausgeglichen werden kann. Die gemischte exspirierte Alveolarluft kann also schon deshalb nur CO_2 mit einem Partialdruck enthalten, der weit unter dem zeitlichen Mittelwert des alveolären pCO_2 für In- und Exspiration einschließlich Atempause liegen muß (vgl. Abb. 1).

2. Erhebliche Schwankungen des pulmonal-venösen CO_2-Drucks bis zu 12 Torr, Schwankungen, die weit außerhalb der methodischen Fehlerbreite liegen (Abb. 9) ließen sich mit unserer Versuchsanordnung nachweisen. Es kann nicht bezweifelt werden, daß diese pCO_2-Schwankungen noch größeren Schwankungen im Alveolarraum entsprechen müssen. CO_2-Druckänderungen im peripheren arteriellen Blut haben bereits HONDA und UEDA [32] sowie STANDFUSS [56] beschrieben. Es ist sicher berechtigt, die gemessenen CO_2-Druckmaxima und -minima im Blut den entsprechenden Wendepunkten im Alveolarraum zuzuordnen, wenn eine entsprechende Amplitudenabnahme und Phasenverschiebung berücksichtigt wird.

b) Förderung der CO_2-Elimination bzw. Reduktion des funktionellen Totraums bei regelmäßig wiederkehrenden inspiratorischen Atempausen im respiratorischen Gleichgewicht

Der Effekt eines Atemzugs auf die CO_2-Elimination oder seine Fähigkeit, entsprechend seiner Größe, den mittleren arteriellen pCO_2 in adäquater Weise zu senken, ist erstaunlich groß, wenn jeder Inspiration jeweils eine längere Apnoe folgt. Dies folgt aus allen Meßergebnissen bei diesem Atemtyp aus den vorliegenden Untersuchungen, wobei besonders die eindeutigen Unterschiede im alveolären Totraum zwischen den je 10 Serien mit in- und exspiratorischen Pausen hervorgehoben werden müssen. Bis zu 420 ml BTPS geringere alveoläre Toträume wurden für inspiratorische Pausen ermittelt, verglichen mit Versuchen mit exspiratorischer Apnoe unter sonst unveränderten Bedingungen. Ein Verschwinden bzw. eine Negativierung des alveolären Totraums wurde viermal beobachtet. Eine Deutung dieses speziellen Phänomens und des erstgenannten Befundes ist auf Grund der in der Literatur gemachten Mitteilungen nicht befriedigend möglich. Meist wird eine Diffusion von CO_2 in den anatomischen Totraum oder eine Förderung der alveolo-bronchialen Gasdurchmischung durch herzsynchrome Druckschwankungen diskutiert [7, 20, 40, 46, 59].

Es ist jedoch unklar, warum solche Vorgänge, wenn sie überhaupt eine meßbare Rolle spielen, nicht auch bei exspiratorischen Atempausen zu einer Totraumverkleinerung führen sollten. Dagegen macht es ein Vergleich des $pACO_2{\text{ende}}$ mit dem $p\bar{a}CO_2$ in Abb. 2 ohne weiteres verständlich, daß ein regelmäßiges inspiratorisches Atemanhalten jeweils zur Exhalation von Alveolarluft führen müßte, deren CO_2-Druck selbst bei funktionell homogener Lunge höher liegt als das zeitliche Mittel des $pACO_2$ für Inspiration, Atempause und Exspiration, also höher als der $p\bar{a}CO_2$. Für diesen Befund konnte in der vorliegenden Versuchsreihe ebenfalls ein experimenteller Beweis erbracht werden. Auch bei inspiratorischen Atempausen ließen sich (Abb. 10) im pulmonalvenösen Blut Schwankungen des pCO_2 regelmäßig nachweisen. Ihre Amplituden waren meist geringer (bis 8 Torr), der Anstieg vom Minimum zum Maximum träger als bei exspiratorischen Atempausen. Auch hier können die Differenzen zwischen Minima und Maxima im pCO_2 nicht auf einen methodischen Fehler zurückgeführt werden, der höchstens $+/- 1,5$ Torr beträgt. Der typische zeitliche Gang der CO_2-Druckänderungen räumt etwaige Zweifel vollends aus. Mit Sicherheit entsprechen auch in den Versuchen mit regelmäßigen inspiratorischen Atempausen die gemessenen CO_2-Druckänderungen im Lungenvenenblut noch größeren Änderungen im Alveolarraum. Aus obengenannten theoretischen Gründen dürften die im Blut gemessenen Minima den endinspiratorisch zu erwartenden Minima in der Lunge, die im Blut nachweisbaren Maxima den am Ende der Atempause und während der Exspiration zu erwartenden Maxima in der Alveolarluft entsprechen.

2. Variabilität der CO$_2$-Elimination bzw. des Totraums als Folge von Änderungen des Ventilations-Perfusionsverhältnisses in der Zeit

Örtliche Differenzen des $\dot{V}/\dot{Q}$ sind einer exakten quantitativen Messung schwer zugänglich, auch wenn es sich um große Differenzen zwischen wenigen umfangreichen Lungenarealen handelt. Noch schwerer beweisbar sind solche Unterschiede, wenn in der gesamten Lunge ein vielfältiges Nebeneinander von zahlreichen Bezirken besteht, die teils mehr oder weniger überventiliert und unterperfundiert, teils mehr oder weniger unterventiliert und überperfundiert werden. Wenn trotzdem die Variabilität des V_{Df} allgemein als Folge örtlicher Differenzen des $\dot{V}/\dot{Q}$ interpretiert wird, so beruht das wohl auf fundierten, theoretischen Kenntnissen von den Folgen, die solche örtlichen Differenzen haben müßten, nicht aber auf dem Nachweis dieser Differenzen selbst.

Dies mag der Grund dafür sein, weshalb Änderungen des $\dot{V}/\dot{Q}$ in der Zeit in ihren Auswirkungen auf den funktionellen Totraum unterschätzt wurden und so gut wie keine Beachtung gefunden haben.

Der mögliche Einfluß örtlicher Unterschiede des $\dot{V}/\dot{Q}$ auf den funktionellen Totraum läßt sich mit Hilfe der Überlegung von STANDFUSS indirekt ermitteln, wenn man denjenigen Totraumanteil kennt, der auf zeitliche Änderung des örtlich einheitlichen $\dot{V}/\dot{Q}$ zu beziehen ist. Er stellt den für die betreffende Untersuchungssituation möglichen minimalen Totraum dar. Die Differenz zwischen diesem Minimaltotraum und dem aktuellen Meßwert für den funktionellen Totraum kann danach auf örtliche Differenzen im $\dot{V}/\dot{Q}$ zurückgeführt werden.

Unsere Ergebnisse bei der Bestimmung dieses Minimaltotraums zeigen, daß eine meßbare Variation des V_{Df} mit Änderungen des $\dot{V}/\dot{Q}$ in der Zeit erklärt werden kann. Voraussetzung für die Bestimmbarkeit dieses Minimaltotraums war außer der klassischen Totraummessung unter Verwendung der ENGHOFF-Formel lediglich die zusätzliche Messung der Größen, die theoretisch den alveolären pCO$_2$ in der funktionell homogenen Lunge beeinflussen müssen. Dies sind die Lungenvolumen und Perfusionsänderungen in der Zeit, das funktionelle Residualvolumen und der p$\bar{v}$CO$_2$. Die Beziehungen zwischen dem alveolären pCO$_2$ und diesen Größen sind für die drei möglichen Ventilationsphasen Inspiration, Exspiration und Apnoe von STANDFUSS in allgemeiner Form formuliert worden (s. S. 24). Sie gelten unter den Voraussetzungen:

- eines konstanten pvCO$_2$,
- eines konstanten oder frequent pulsierenden Lungendurchflusses,
- einer im Vergleich zum gesamten Atemzyklus kurzen Inspirationszeit, da die angegebene Näherungslösung für das Verhalten pACO$_2$ während der Einatmung anderenfalls unzulässig wird,
- einer Konstanz des instrumentellen und anatomischen Totraums und
- eines konstanten in- bzw. exspiratorischen Gasflusses.

Alle 5 Voraussetzungen für die Berechnung des minimalen funktionellen Totraums waren in unseren Experimenten erfüllt, wie im methodischen Teil und im Ergebnisteil ausgeführt wurde.

Unter Zugrundelegung der experimentellen Messungen des FRV, des Perfusionsvolumens, des p$\bar{v}$CO$_2$, der Atemstromstärken sowie der Zeitspannen für die einzelnen Ventilationsphasen ist für jeden einzelnen Versuch der zeitliche Verlauf des alveolären pCO$_2$ berechnet worden, wie er sich ergeben müßte, wenn Ventilation und Perfusion räumlich gleichzeitig auf die einzelnen Lungen verteilt gewesen wären.

Berechnung des alveolären CO_2-Drucks, gültig für räumlich gleichmäßige Verteilung von Ventilation und Perfusion (nach STANDFUSS, 1970)

1. *Inspiration*

$$\mathrm{pACO_2} = \frac{2 \cdot \mathrm{FRV'} \cdot \mathrm{pACO_{2\,präi}} + (V_{D\mathrm{mech}} + V_{D\mathrm{an}}) \cdot 2\,\mathrm{pACO_{2\,ende}} + \tan \cdot K \cdot \dot{Q} \cdot t\,(2\,\mathrm{p\bar{v}CO_2} - \mathrm{pACO_{2\,präi}})}{2\,(\mathrm{FRV'} + V_{D\mathrm{mech}} + V_{D\mathrm{an}} + V_T \cdot t/t_i) + K \cdot \dot{Q} \cdot t \cdot \tan}$$

2. *Exspiration*

$$\mathrm{pACO_{2\,(1)}} = \mathrm{p\bar{v}CO_2} + (\mathrm{pACO_{2\,präe}} - \mathrm{p\bar{v}CO_2}) \cdot e^{-\dfrac{\tan \cdot K \cdot \dot{Q} \cdot t}{\mathrm{FRV'} + V_T - t \cdot V_T/t_e}}$$

$$\mathrm{pACO_{2\,(2)}} = \mathrm{p\bar{v}CO_2} + (\mathrm{pACO_{2\,(1)}} - \mathrm{p\bar{v}CO_2}) \cdot e^{-\dfrac{\tan \cdot K \cdot \dot{Q} \cdot t}{\mathrm{FRV'} + V_T - 2t \cdot V_T/t_e}}$$

$\vdots$

und so fort bis

$$\mathrm{pACO_{2\,ende}} = \mathrm{p\bar{v}CO_2} + (\mathrm{pACO_{2\,(n-1)}} - \mathrm{p\bar{v}CO_2}) \cdot e^{-\dfrac{\tan \cdot K \cdot \dot{Q} \cdot t}{\mathrm{FRV'} + V_T - n \cdot t \cdot V_T/t_e}}$$

3. *Atempausen*

a) *exspiratorisch*

$$\mathrm{pACO_2} = \mathrm{p\bar{v}CO_2} + (\mathrm{pACO_{2\,ende}} - \mathrm{p\bar{v}CO_2}) \cdot e^{-\dfrac{\tan \cdot K \cdot \dot{Q} \cdot t}{\mathrm{FRV'}}}$$

b) *inspiratorisch*

$$\mathrm{pACO_2} = \mathrm{p\bar{v}CO_2} + (\mathrm{pACO_{2\,endi}} - \mathrm{p\bar{v}CO_2}) \cdot e^{-\dfrac{\tan \cdot K \cdot \dot{Q} \cdot t}{\mathrm{FRV'} + V_T}}$$

Erklärung der Symbole für die umseitigen Formeln, soweit sie nicht auf S. 8 und 9 aufgeführt wurden

Symbol	Dimension	Erklärung
präi	Indices	präinspiratorisch
endi		endinspiratorisch
präe		präexspiratorisch
t	sec	Zeit
t_i	sec	Inspirationsdauer
t_e	sec	Exspirationsdauer
$\dot{Q}$	ml/sec	Perfusionsvolumen
tang	1/Torr	mit 100 multipliziertes mittleres Steigungsmaß der CO_2-Dissoziationskurve eines oxygenierten Vollblutes für kleine CO_2-Druckdifferenzen
$p\bar{v}CO_2$	Torr	pCO_2 im oxygenierten venösen Mischblut

Der Faktor K, abhängig nur vom Barometerdruck und vom Wasserdampfdruck bei Körpertemperatur, ermöglicht das Einsetzen von tang neben der Angabe von $\dot{Q}$ in ml/sec. Gleichzeitig wird mit ihm Konzentration auf Partialdruck zurückgeführt und berücksichtigt, daß vom Blut abgegebenes CO_2 von STPD auf BTPS umgerechnet werden muß.

Tab. 4 Unter Verwendung der experimentell gefundenen Ergebnisse für eine funktionell homogen angenommene Lunge nach STANDFUSS berechnete Größen V_{Df} und V_{DA} in ml BTPS

Vers. Nr.	Exspiratorische Pausen						Inspiratorische Pausen				
	$p\bar{A}CO_2$ Torr	$p\bar{E}CO_2$ Torr	$pACO_{2\,ende}$ Torr	V_{Df} ml	V_{DA} ml		$p\bar{A}CO_2$ Torr	$p\bar{E}CO_2$ Torr	$pACO_{2\,ende}$ Torr	V_{Df} ml	V_{DA} ml
20	30,1	20,2	26,0	253	103		28,6	25,5	32,6	80	—70
22	29,0	17,8	23,3	405	205		20,2	19,4	24,3	45	—155
23	26,4	14,3	18,3	520	350		19,8	20,7	24,4	—55	—225
24₁	38,3	20,2	26,0	500	330		27,5	28,4	33,6	—40	—210
27₁	36,2	21,8	26,4	500	350		27,25	28,5	32,9	—60	—210
27₂	33,8	19,0	23,4	605	455		27,2	29,8	34,15	—125	—275
24₂	44,1	20,8	26,4	550	380		36,55	37,1	44,0	—20	—190
25	44,2	21,2	26,5	505	335		36,1	36,0	43,9	0	—170
26₁	39,9	24,6	29,5	460	290		35,4	35,6	41,5	—20	—190
26₂	39,5	26,7	32,7	315	145		35,2	32,5	39,6	75	—95
26₃							30,8	33,7	38,35	—130	—300
28₁	52,6	10,4	52,3	185	5						
28₂	43,7	25,0	41,8	197	17						
28₃	39,4	25,75	35,6	240	60						
28₄	36,75	23,8	30,5	320	140						

Die wichtigsten Ergebnisse für die ideale, funktionell homogene Lunge sind in Tab. 4 zusammengestellt. Auch die Zahlen dieser Tabelle zeigen, daß die CO_2-Elimination durch exspiratorische Atempausen behindert und durch inspiratorische Atempausen gefördert wird. Mit anderen Worten ist, wie ebenfalls aus Tab. 4 hervorgeht, das Verhältnis $p\bar{E}CO_2/p\bar{A}CO_2$, d. h. der Quotient aus dem örtlichen Integral der Ausatmungsluft und dem Zeitintegral des pCO_2 im Alveolarraum bei regelmäßiger exspiratorischer Apnoe immer wesentlich kleiner, bei regelmäßiger inspiratorischer Apnoe teilweise sogar größer als 1,0. Der auch als alveolärer Wirkungsgrad bezeichnete Quotient liegt für unsere Versuche in der funktionell homogenen Lunge bei exspiratorischen Pausen zwischen 0,47 und 0,67, bei inspiratorischen Pausen zwischen 0,89 und 1,10. Auch ohne Vorliegen von örtlichen Differenzen des $\dot{V}/\dot{Q}$ ergeben sich also für exspiratorische Atempausen stets niedrigere endexspiratorische als mittlere arterielle CO_2-Drucke, für inspiratorische Atempausen stets höhere endexspiratorische als mittlere arterielle CO_2-Drucke. Das folgt zwangsläufig aus dem Verhalten des alveolären CO_2-Drucks bei diesen Atemformen (s. Abb. 1 und 22).

3. Vergleich der aktuellen Meßergebnisse mit den Ergebnissen der Berechnung für die als funktionell homogen angenommene Lunge und Schlußfolgerungen

Gemessener alveolärer Totraum und arterio-endexspiratorisch alveoläre pCO_2-Differenz sind den entsprechenden Größen für die funktionell homogene Lunge für in- und exspiratorische Atempausen in Tab. 5 einander gegenübergestellt. Die Betrachtung vergleichbarer Daten läßt erkennen, um wieviel größer die Differenz zwischen den Ergebnissen bei inspiratorischen und exspiratorischen Pausen als zwischen den Ergebnissen bei Berechnung des minimalen Totraums und aktueller Messung sind. Ohne Zweifel wird damit bewiesen, daß die Änderungen des $\dot{V}/\dot{Q}$ in der Zeit in erheblichem Ausmaß für die Variabilität des Totraums für CO_2 verantwortlich sein können und dies in den

Tab. 5 Gegenüberstellung gemessener und für die funktionell homogene Lunge nach STANDFUSS *berechneter Ergebnisse. In Versuch Nr. 28_1 lag V_T in der Größenordnung von $V_{Dan} + V_{Dmech}$.*

Vers. Nr.	Exspiratorische Pausen				Inspiratorische Pausen			
	V_{DA} (ml BTPS)		aAD—pCO_2 (Torr)		V_{DA} (ml BTPS)		aAD—pCO_2 (Torr)	
	minimal	gemessen	minimal	gemessen	minimal	gemessen	minimal	gemessen
20	105	189	4,1	5,15	— 70	63	—4,0	1,4
22	205	354	5,7	8,4	—155	200	—4,1	4,9
23	350	270	8,1	4,4	—225	—105	—4,6	—2,1
24_1	330	375	12,3	12,9	—210	— 10	—6,1	—0,1
27_1	350	459	9,8	10,7	—210	80	—5,7	—0,4
27_2	455	464	10,4	7,7	—275	192	—7,0	3,1
24_2	380	421	17,7	14,7	—190	63	—7,5	2,9
25	335	342	17,7	14,6	—170	131	—7,8	6,2
26_1	290	340	10,4	8,5	—190	80	—6,1	3,0
26_2	145	187	6,8	4,7	— 95	— 81	—4,4	—0,9
26_3					—300	— 30	—7,6	—1,3
28_1	5	7	0,3	15,1				
28_2	17	43	1,9	2,3				
28_3	60	103	3,8	2,0				
28_4	140	120	6,2	5,0				

vorliegenden Untersuchungen auch sind. Mit anderen Worten: Aus einem großen funktionellen Totraum oder einer großen positiven arterio-endexspiratorisch-alveolären pCO_2-Differenz kann keineswegs bereits auf eine inhomogene Verteilung von Ventilation und Perfusion in der Lunge geschlossen werden, wie dies bisher als richtig galt. Der Behauptung, einer im Liegen gemessenen aAD-pCO_2 von mehr als 2,5 Torr käme immer eine pathologische Bedeutung zu [61], muß deshalb widersprochen werden.

Ebenso eindeutig kann aus den vorliegenden Ergebnissen, die die Befunde von STANDFUSS [56] bestätigen, geschlossen werden, daß die Verminderung des funktionellen Totraums und die Negativierung der aAD-pCO_2 bei Atemformen, die mit regelmäßiger inspiratorischer Apnoe einhergehen, ganz überwiegend auf die hier besonderen Veränderungen des $\dot{V}/\dot{Q}$ in der Zeit und nicht auf die Diffusions- und sogenannte herzsynchrone Mischungsvorgänge oder auf sogenannte Redistributionen von Alveolarluft zurückzuführen sind.

In allen Versuchsreihen, in denen die Auswirkung von ex- und inspiratorischen Pausen direkt miteinander verglichen wurden, betrug die durchschnittliche Größe des anatomischen und instrumentellen Totraums zusammen 170 ml, die Differenz zwischen funktionellem Totraum bei exspiratorischen Pausen und dem funktionellen Totraum bei inspiratorischen Pausen tatsächlich durchschnittlich 280 ml.

Es ist nun möglich, einen maximal verfügbaren Raum von 170 ml mit 280 ml Alveolarluft mittels Diffusion oder Konvektion auszufüllen. Dabei ist außerdem noch zu bedenken, daß zu jedem beliebigen Zeitpunkt in der Alveolarluft ein höherer pCO_2 herrschen muß als gleichzeitig in den Atemwegen und Diffusion und Konvektion sich nicht nur auf eine inspiratorische Apnoe beschränken dürften.

In der überwiegenden Mehrzahl unserer Einzelversuche lag eine völlig homogene Verteilung von Ventilation und Perfusion auf die Lunge sicher nicht vor. Dies ergibt sich ebenfalls aus der Tab. 5, die zeigt, daß der alveoläre Totraum meist größer war, als er allein durch die entsprechenden Änderungen des $\dot{V}/\dot{Q}$ in der Zeit hätte bedingt sein können. Dies trifft auch für die sog. aAD-pCO_2 für inspiratorische Pausen zu. Ein örtlich unterschiedliches $\dot{V}/\dot{Q}$ hat also mit Sicherheit eine wechselnde Rolle gespielt. In Abb. 17 sind die mittleren arteriellen CO_2-Drucke aller Einzelversuche, die gemessen wurden, verglichen mit den theoretischen Werten, die hätten meßbar sein müssen, wenn ein einheitliches $\dot{V}/\dot{Q}$ überall in den Lungen geherrscht hätte. Hier ist zu entnehmen, daß nur geringe Unterschiede vorlagen. Derselbe Vergleich wurde in Abb. 18 mit den CO_2-Drucken der gemischten Exspirationsluft angestellt. Er zeigt nun deutlich, daß in der großen Mehrzeit die Exspirationsluft weniger CO_2 enthielt, als sie beim Vorliegen einer funktionell homogenen Lunge hätte enthalten müssen.

Die Erklärung für dieses Phänomen ist eine Luftembolie unterschiedlichen Ausmaßes, die meist zu Beginn der Perfusion nicht völlig vermeidbar gewesen war und die in einem Fall (Versuch 22) durch insuffiziente Blutentschäumung ständig zunahm. Dieser aufschlußreiche Versuch ist in Abb. 19 gesondert dargestellt, weil er das Anwachsen der durch die Embolie bedingten Totraumkomponente während der Messung mit inspiratorischer Apnoe demonstriert, zu einer Zeit, in der die Embolisation der Lunge ausgedehnter war als während der vorausgegangenen Messungen mit exspiratorischen Atempausen.

Die unbeabsichtigten Luftembolien in den vorliegenden Untersuchungen erklären zureichend die größere Diskrepanz im funktionellen bzw. alveolären Totraum und der sog. aAD-pCO_2, die bei inspiratorischen Pausen (Tab. 5) zwischen den Minimalwerten für die funktionell homogene Lunge und den tatsächlich gemessenen Werten besteht. Diese Diskrepanz ist nicht etwa methodisch bedingt. Sie wird vielmehr verständlich, wenn daran gedacht wird, daß bei Vorliegen einer Lungenembolie durch Zumischung eines fixen Volumens CO_2-armen Gases zur exspirierten Alveolarluft der perfundierten Areale der bei inspiratorischen Atempausen ohne diese Störung hohe alveoläre Wirkungsgrad $p\bar{E}CO_2/p\bar{a}CO_2$ viel stärker erniedrigt ist als der bei exspiratorischen Atempausen ohne Lungenembolie bereits erniedrigte Quotient. Es darf als sicher gelten, daß der funktionelle Totraum in den vorliegenden Untersuchungen ohne diese interessante Störquelle kleiner gewesen wäre und damit den Werten noch ähnlicher, die allein durch die Änderung des $\dot{V}/\dot{Q}$ in der Zeit hätten auftreten müssen. Alle Ergebnisse der vorliegenden Untersuchungen stützen die Hypothese von STANDFUSS, nach welcher physiologische, pathologische und iatrogene [3, 8, 26, 28, 42, 43, 51, 53] Veränderungen des $\dot{V}/\dot{Q}$ in der Zeit bedeutende Änderungen der Effektivität der Ventilation hinsichtlich der CO_2-Elimination hervorrufen müssen.

Das Auftreten von Atempausen zwischen In- und Exspiration oder, was weit häufiger ist, nach der Exspiration, ist lediglich ein zur experimentellen Untersuchung geeigneter extremer Modellfall. Die an ihm gewonnenen Ergebnisse erlauben den Schluß, daß jede Änderung des Atemzeitquotienten zu Gunsten der Exspiration, auch ohne daß es zu einer Apnoe kommt, den alveolären Wirkungsgrad verschlechtern muß. Die Vorstellung, daß dieser Wirkungsgrad größer als 1,0 oder 100% ist, und daß ein negativer alveolärer Totraum, ja sogar ein negativer funktioneller Totraum auftreten kann, ist zunächst befremdlich. Bedeutet das doch letztlich, daß die effektive alveoläre Ventilation größer sein könnte als die Gesamtventilation. Daß diese Möglichkeit tatsächlich besteht bei einem in Phasen verlaufenden, diskontinuierlichen Vorgang wie der Atmung, kann aber prinzipiell nicht bezweifelt werden.

Vielmehr muß hier angemerkt werden, daß die überkommenen Begriffe des Totraums und der des Wirkungsgrades oder der amerikanische Begriff dead space ratio unglücklich und hemmend, leider aber noch immer zur Verständigung unentbehrlich sind.

Regelrecht irreführend hingegen ist der Begriff arterio-alveoläre CO_2-Druckdifferenz. Wie aus den Untersuchungen hervorgeht, ist diese Differenz keineswegs ein Zeichen für allein örtliche Unterschiede im $\dot{V}/\dot{Q}$ (Abb. 20). Bezeichnet wird mit aAD-pCO_2 der Unterschied zwischen dem $p\bar{a}CO_2$ und dem pCO_2 in der endexspiratorischen Fraktion der Alveolarluft. Handelt es sich nicht um Alveolarluft, weil das Atemzugvolumen in der Größenordnung des anatomischen Totraums liegt, wie in Versuch 28_1, Tab. 1, so ist die Bezeichnung falsch. Handelt es sich um Alveolarluft, so ist die Vorstellung von einer Druckdifferenz im Sinne einer physikalischen Realität, also von einem Spannungsgradienten, zumindest sehr unglücklich; denn es handelt sich ja um einen Vergleich eines Augenblickswertes mit einem örtlichen Integral.

Eine irgendwie überschaubare Beziehung zwischen diesem Augenblickswert des endexspiratorisch-alveolären pCO_2 und dem mittleren alveolären CO_2-Druck ist ohne simultane Messungen zeitlicher Parameter nicht herstellbar. Dennoch wird auch noch in neueren Arbeiten [60], fußend auf den Untersuchungen von DU BOIS und Mitarbeitern [19], der endexspiratorische oder mitt-exspiratorische alveoläre CO_2-Druck mit dem mittleren arteriellen pCO_2 gleichgesetzt. Untersuchungen, die auf dieser Annahme beruhen, sind nur mit großem Vorbehalt zu bewerten (s. Abb. 21 und 22). In den beiden letzten Abbildungen ist anhand der eigenen Untersuchungsergebnisse gezeigt, wie groß der Irrtum als Folge einer Gleichsetzung des endexspiratorisch alveolären pCO_2 mit dem mittleren alveolären pCO_2 sein kann.

Zukünftige Untersuchungen der CO_2-Elimination mit physiologischen und pathophysiologischen Fragestellungen erscheinen dann sinnvoll, wenn sie zwischen örtlichen $\dot{V}/\dot{Q}$-Differenzen und Änderungen von $\dot{V}/\dot{Q}$ in der Zeit differenzieren.

F. Zusammenfassung

In 25 Versuchen wurde an maschinell ventilierten und perfundierten Hundelungen im respiratorischen Gleichgewicht der Totraum für CO_2 für Atemformen mit regelmäßigen in- und exspiratorischen Ventilationspausen gemessen sowie das funktionelle Residualvolumen und der CO_2-Druck des gemischt-venösen Blutes bestimmt. Auf Grund dieser Untersuchungen wurde die Frage beantwortet, inwieweit sich die alleinigen Änderungen des Ventilations-Perfusionsverhältnisses in der *Zeit* auf die CO_2-Elimination und damit den Totraum auswirken.

Die Versuche brachten folgende Ergebnisse:

1. Regelmäßige inspiratorische Atempausen wirken sich fördernd auf die CO_2-Elimination aus. Der funktionelle Totraum kann kleiner als die Summe aus anatomischem und instrumentellem Totraum sein. Die Differenz zum funktionellen Totraum bei exspiratorischen Atempausen beträgt etwa das 2- bis 3fache dieser Summe.
2. Regelmäßige exspiratorische Atempausen führen zu einer Behinderung der CO_2-Elimination, zu einem Anwachsen des funktionellen Totraums auf Werte bis zum 4fachen der Summe aus anatomischem und instrumentellem Totraum.
3. Die gefundene Variabilität des Totraums für CO_2 ist nach vergleichenden Berechnungen für Verhältnisse mit einheitlicher Verteilung von Ventilation und Perfusion in der Lunge zu einem großen Teil auf die Änderungen des Ventilations-Perfusionsverhältnisses in der *Zeit* zu beziehen.
4. Eine Differenzierung der Auswirkungen großer örtlicher Unterschiede im Ventilations-Perfusionsverhältnis innerhalb der Lunge von Änderungen des Ventilations-Perfusionsverhältnisses in der *Zeit* ist möglich.
5. Im respiratorischen Gleichgewicht wurden CO_2-Druckschwankungen im arteriellen Blut bis zu 12 Torr gemessen. Die theoretisch zu fordernden alveolären CO_2-Druckänderungen wurden damit erstmals qualitativ bewiesen.
6. Regelmäßige Atempausen bedingen zum Teil erhebliche Unterschiede zwischen dem mittleren arteriellen und dem endexspiratorisch-alveolären CO_2-Druck. Die alleinige Messung des letzteren und seine Gleichsetzung mit dem $p\bar{a}CO_2$ führt infolge dieser obligaten Mißweisung zu einer beträchtlichen Überschätzung der alveolären Ventilation bei exspiratorischen Atempausen und zu einer mäßigen Überschätzung des funktionellen Totraums bei inspiratorischen Atempausen.
7. Die gebräuchliche Gleichsetzung des kurz nach der zeitlichen Mitte der Exspiration gemessenen alveolären pCO_2 mit dem $p\bar{a}CO_2$ führt bei Ventilationsformen mit längeren, regelmäßigen exspiratorischen Atempausen zu einer Unterschätzung der Totraumventilation.

G. Literaturverzeichnis

[1] AITKEN, R. S., and A. E. CLARK-KENNEDY, On the fluctuation in the composition of the alveolar air during the respiratory cycle in muscular exercise. J. Physiol. (Lond.) **65**, 389 (1928)
[2] ANTHONISEN, N. R., M. B. DOLOVICH and D. V. BATES, Steady state measurement of regional ventilation to perfusion ratios in normal man. J. clin. Invest. **45**, 1349 (1966).

[3] Askrog, V., Changes in aA-CO_2-difference and pulmonary artery pressure in anesthetized man. J. appl. Physiol. **21**, 1299 (1966).

[4] Asmussen, E., and M. Nielsen, Physiological dead space and alveolar gas pressures at rest and during muscular exercise. Acta physiol. scand. **38**, 1 (1957).

[5] Astrup, P., A simple electrometric technique for the determination of carbon dioxide tension in blood and plasma, total content in »seperated« plasma at a fixed carbon dioxide tension (40 mm Hg). Scand J. Clin. & Lab. Invest. **8**, 33 (1956).

[6] Ball, W. C. Jr., P. B. Stewart, G. S. Newsham and D. V. Bates, Regional pulmonary function studied with Xenon^{133}. J. clin. Invest. **41**, 519 (1962).

[7] Bartels, J., I. W. Severinghaus, R. E. Forster, W. A. Briscoe and D. V. Bates, The respiratory dead space measured by single breath analysis of oxygen, carbon dioxide, nitrogen or helium. J. clin. Invest. **33**, 41 (1954).

[8] Beecher, H. K., H. H. Bradshaw and G. Lindskog, Effect of laparotomy and abdominal distention on lung volume. J. Thoracic. Surg. **2**, 440 (1933).

[9] Berengo, A., and A. Cutillo, Single-breath analysis of carbon dioxide concentration records. J. appl. Physiol. **16**, 522 (1961).

[10] Birath, G., Respiratory dead space measurement in a model lung and healthy human subjects according to the single breath method. J. appl. Physiol. **14**, 517 (1959).

[11] Bjurstedt, H., C. M. Messer, G. Liljestrand and G. Matell, Effects of posture on alveolar-arterial carbon dioxide and oxygen difference and on alveolar dead space on man. Acta physiol. scand. **54**, 65 (1962).

[12] Bohr, Chr., Über die Lungenatmung. Scand. Arch. Physiol. **2**, 236 (1891).

[13] Bouhuys, A., and H. J. van Lennep, Effect of body posture on gas distribution in the lungs. J. appl. Physiol. **17**, 38 (1962).

[14] Briscoe, W. A., R. E. Forster and J. H. Comroe jr., Alveolar ventilation at very low tidal volumes. J. appl. Physiol. **7**, 27 (1954).

[15] Briscoe, W. A., A method for dealing with data concerning uneven ventilation of the lung and its effects on blood gas transfer. J. appl. Physiol. **14**, 291 (1959).

[16] Bryan, A. C., C. G. Bentivoglio, F. Beerel, H. Mac Leish, A. Zidulka and D. V. Bates, Factors affecting regional distribution of ventilation and Perfusion in the lung. J. appl. Physiol. **19**, 395 (1964).

[17] Campbell, J. M. H., C. G. Douglas and F. G. Hobson, The sensitiveness of the respiratory centre to carbonic acid and the dead space during hyperpnoea. J. Physiol. (Lond.) **48**, 303 (1914).

[18] Chapin, J. L., Relationship between lung volume and breathholding breaking point. J. appl. Physiol. **8**, 88 (1955).

[19] Du Bois, A. B., A. G. Britt and W. O. Fenn, Alveolar CO_2 during the respiratory cycle. J. appl. Physiol. **4**, 535 (1952).

[20] Du Bois, A. B., Alveolar CO_2 and O_2 during breathholding, expiration and inspiration. J. appl. Physiol. **5**, 1 (1952).

[21] Enghoff, H., Volumen inefficax. Upsala Läk. För. Förh. N. F. **44**, 191 (1938).

[22] Euler, U. S., and G. Liljestrand, Observations on the pulmonary arterial blood pressure in the cat. Acta physiol. scand. **12**, 301 (1946).

[23] Feine, U., K. Hayduk, P. Gerhardt und K. Hoffmann, Das Lungenperfusions-Szintigramm. Med. Welt **1**, 9 (1969).

[24] Folkow, B., and J. R. Pappenheimer, Components of respiratory dead space and their variation with pressure breathing and with bronchoaktive drugs. J. appl. Physiol. **8**, 102 (1955).

[25] Fowler, W. S., Lungfunction studies. II. The respiratory dead space. Am. J. Physiol. **154**, 405 (1948).

[26] Freemann, J. J., and F. Nunn, Ventilation-perfusion relationships after Hemorrhags. Clin. Sci. **24**, 135 (1963).

[27] Frumin, M. J., Clinical use of a physiological respirator producing N_2O amnesia-analgesia. Anesthesiology. **18**, 290 (1957).

[28] GERST, P. H., C. RATTENBORG and D. A. HOLADAY, The effect of hemorrhage on pulmonary circulation and respiratory gas exchange. J. clin. Invest. **38**, 524 (1959).

[29] GROSSE-BROCKHOFF, F., und W. SCHOEDEL, Der effektive schädliche Raum. Pflügers Arch. ges. Physiol. **238**, 213 (1936).

[30] HALDANE, J. S., and J. G. PRIESTLEY, The regulation of the lung-ventilation. J. Physiol. (Lond.) **32**, 225 (1905).

[31] HERTZ, C. W., E. WITZLEB, H. FREUND und M. SCHLEPPER, Veränderung der Atmung bei einseitiger Blockade der A. pulmonalis. Pflügers Arch. ges. Physiol. **276**, 280 (1962).

[32] HONDA, Y., and M. UEDA, Fluctuations of arterial pH associated with the respiratory cycle in dogs. Jap. J. Physiol. **11**, 223 (1961).

[33] HUIZINGA, E., Über die Physiologie des Bronchialbaums. Pflügers Arch. ges. Physiol. **238**, 767 (1937).

[34] KROGH, A., and J. LINDHARD, The volume of the dead space in breathing. J. Physiol. (Lond.) **47**, 30 (1913).

[35] LARSON, C. P., and J. W. SEVERINGHAUS, Postural variations in dead space and CO_2-gradients breathing air and O_2. J. appl. Physiol. **17**, 417 (1962).

[36] MARTIN, C. J., and A. C. YOUNG, Ventilation perfusion variations within the lung. J. appl. Physiol. **11**, 371 (1957).

[37] MILLER, R. D., W. S. FOWLER and H. F. HELMHOLZ jr., Changes in relative volume and ventialtion of the two lungs with change to the lateral decubitus position. J. Labor. a. Clin. Med. **47**, 297 (1956).

[38] MOTHLEY, H. L., and J. F. TOMASHEFSKI, Effect of high and low oxygen levels and intermittent positive pressure breathing on oxygen transport in the lungs in pulmonary fibrosis and emphysema. J. appl. Physiol. **3**, 183 (1950).

[39] NOE, F. E., Computer analysis of curves from a infrared analyser and screentype airflowmeter. J. appl. Physiol. **18**, 149 (1963).

[40] NUNN, J. F., and D. W. HILL, Respiratory dead space and arterial to end-tidal CO_2-tension difference in anesthetized man. J. appl. Physiol. **15**, 383 (1960).

[41] PIIPER, J., and K. AOYAGI, Analyse des Kreislaufs bei Spontanatmung und künstlicher Beatmung am narkotisierten Hund. Pflügers Arch. ges. Physiol. **284**, 131 (1965).

[42] PONTOPPIDAN, H., J. HEDLEY-WHYTE, H. H. BENDIXEN, M. B. LAVER and E. P. RADFORD jr., Ventilation and oxygen requirements during prolonged artifical ventilation in patients with respiratory failure. The New England J. of. Med. **273**, 401 (1965).

[43] REHDER, K., P. TEICHERT und O. HESSLER, Der Einfluß der haemorrhagischen Hypotension auf den Gasaustausch in der Lunge während künstlicher Beatmung. Thoraxchirurgie **13**, 289 (1965).

[44] RILEY, R. L., and A. COURNAND, (1946) zit. nach ROSSIER et al. (1958).

[45] RILEY, R. L., S. PERMUTT, S. SAID, M. GODFREY, T. O. CHENG, J. B. L. HOWELL and R. H. SHEPHARD, Effect of posture on pulmonary dead space in man. J. appl. Physiol. **14**, 339 (1959).

[46] ROOS, A., H. DAHLSTROM and J. P. MURPHEY, Distribution of inspired air in the lungs. J. appl. Physiol. **7**, 645 (1955).

[47] ROSSIER, P. H., und H. MÉAN (1942) zit. nach ROSSIER et al. (1958).

[48] ROSSIER, P. H., and A. BÜHLMANN, The respiratory dead space. Physiologic. Rev. **35**, 860 (1955).

[49] ROSSIER, P. H., A. BÜHLMANN und K. WIESINGER, Physiologie und Pathophysiologie der Atmung. Springer, Berlin-Göttingen-Heidelberg (1958).

[50] SCHOLANDER, P. F., Analyser for accurate estimation of respiratory gases in one half cubic centimeter samples. J. of Biol. Chem. **167**, 235 (1947).

[51] SEVERINGHAUS, J. W. and M. STUPFEL, Respiratory dead space increase following atropine in man and atropine, vagal organic blockade and hyperthermia in dogs. J. appl. Physiol. **8**, 81 (1955).

[52] SEVERINGHAUS, J. W., and M. STUPFEL, Alveolar dead space as an index of distribution of blood flow in pulmonary capillaries. J. appl. Physiol. **10**, 335 (1957).

[53] SEVERINGHAUS, J. W., M. STUPFEL and A. F. BRADLEY, Alveolar dead space and arterial to end tidal carbon dioxide differences during hyperthermia in dog and man. J. appl. Physiol. **10**, 349 (1957).

[54] SEVERINGHAUS, J. W., E. W. SWENSON, TH. N. FINLEY, M. T. LATEGOLA and J. WILLIAMS, Unilateral hypoventilation produced in dogs by occluding one pulmonary artery. J. appl. Physiol. **16**, 53 (1961).

[55] SIEBECK, R., Über den Gasaustausch zwischen Außenluft und Alveolen. II. Über die Bedeutung und Bestimmung des »schädlichen Raumes« bei der Atmung. Scand. Physiol. **25**, 81 (1911).

[56] STANDFUSS, K., Die Auswirkung der physiologischen Änderungen des Ventilations-Perfusionsverhältnisses in der Zeit auf den funktionellen Totraum. In Vorbereitung zum Druck.

[57] STEGEMANN, J., Die Abhängigkeit des funktionellen Totraums von Beatmungstiefe und Beatmungsfrequenz bei künstlicher Respiration. Pflügers Arch. ges. Physiol. **276**, 398 (1963).

[58] STEGEMANN, J., und K. W. HEINRICH, Studien über den respiratorischen Totraum bei körperlicher Arbeit und bei künstlicher Beatmung. Forschungsberichte des Landes Nordrhein-Westfalen Nr. 1842 (1967).

[59] ULMER, W. T., Untersuchungen bei Menschen und Hunden über die Wirksamkeit herzsynchroner Mischungsvorgänge in den Atemwegen. Pflügers Arch. ges. Physiol. **268**, 460 (1959).

[60] ULMER, W. T., und M. STAMMBERGER, Untersuchungen über den funktionellen Totraum bei Arbeit und bei willkürlich vertiefter Atmung. Pflügers Arch. ges. Physiol. **268**, 484 (1959).

[61] ULMER, W. T., und G. REICHEL, Untersuchungen zum alveolär-arteriellen Kohlensäuredruckgradienten. Physiologie und Pathologie des Gasaustausches in der Lunge. Bad Oeynhauser Gespräche, **4**, 53 (1961), Springer, Berlin–Göttingen–Heidelberg (1961).

[62] ULMER, W. T., F. HERTLE, L. KRAUSS und X. A. MALIKIOSIS, Untersuchungen über die interalveoläre Ventilation und über die Lageabhängigkeit des Ventilations-Perfusionsverhältnisses in der Lunge. Pflügers Arch. ges. Physiol. **275**, 628 (1962).

[63] VISSER, B. F., Pulmonary diffusion of carbon dioxide. Phys. in Med. Biol. **5**, 155 (1960).

[64] WEST, J. B., K. T. FOWLER, P. HUGH-JONES and T. V. O'DONNELL, Measurement of the ventilation-perfusion ratio inequality in the lung by the analysis of a single expirate. Clin. Sci. **16**, 549 (1957).

[65] WEST, J. B., and C. T. DOLLARY, Distribution of blood flow and ventilation-perfusion ratio in the lung measured with radioaktive CO_2. J. appl. Physiol. **15**, 405 (1960).

[66] WEST, J. B., Regional difference in gas exchange in the lung of erect man. J. appl. Physiol. **17**, 893 (1962).

[67] WILLIAMS, M. H., and C. M. RAYFORD, Effect of variation of tidal volume in size of physiological dead space in dogs. J. appl. Physiol. **9**, 30 (1956).

[68] WILSON, R. H., B. E. JAY, P. L. RICHBURG and R. EVANS, An evaluation of the single-breath technique for measuring anatomic respiratory dead space with nitrogenmeter. Amer. J. med. Sci. **232**, 67 (1956).

[69] WITSCHI, H. P., und M. SCHERRER, Bedeutung und Messung des alveolären Totraums. Helv. med. Acta **27**, 155 (1960).

[70] ZUNTZ, N., Physiologie der Blutgase und des respiratorischen Gaswechsels. Hermanns Handbuch der Physiologie Band IV, Teil 2, Seite 1 (1882).

H. Abbildungen

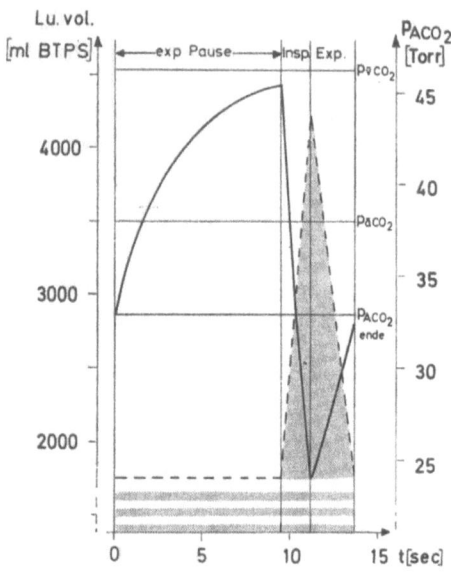

Abb. 1 Vertiefte und verlangsamte Spontanatmung unter Ruhebedingungen im resp. Gleichgewicht (V_T 2500 ml BTPS, Frequenz 4,4 min, HMV 7,0 l/min, $p\bar{v}CO_2$ ox 46,3 Torr). Umzeichnung einer Abbildung von STANDFUSS [56].
Exspiratorische Atempausen – hier von 9,6 Sekunden Dauer – treten zwangsläufig auf. Zusammen dargestellt sind die tatsächliche Größe des Lungenvolumens als Funktion der Zeit (li. Ordinate, gestrichelte Kurve und getönte Fläche) und die mit der Zeit variierende Höhe des alveolären CO_2-Drucks (re. Ordinate und fette Kurve), die dem Verlauf entspricht, der bei räumlich einheitlicher Verteilung von Ventilation zur Perfusion hätte auftreten müssen. Die allein als Folge der erheblichen Änderung des $\dot{V}/\dot{Q}$ in der *Zeit* auftretende maximale CO_2-Druckschwankung beträgt 21,6 Torr, der pCO_2 am Ende der Exspiration (untere ausgezogene Abszissenparallele) liegt noch mehr als 5 Torr unter dem Zeitintegral des alveolären CO_2-Drucks (mittlere Abszissenparallele), der hier mit dem idealen $p\bar{a}CO_2$ identisch sein muß. Die Abweichungen von den aktuellen Meßwerten betrugen nur wenige Zehntel Torr.

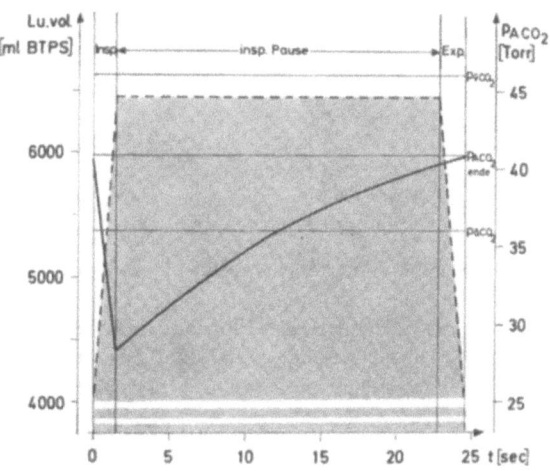

Abb. 2 Vertiefte und verlangsamte Spontanatmung unter Ruhebedingungen mit erzwungenen inspiratorischen Atempausen im resp. Gleichgewicht (V_T 2440 ml BTPS, Frequenz 2,45/min, HMV 4,9 l/min, $p\bar{v}CO_2$ im oxygenierten Mischblut 46,0 Torr). Umzeichnung einer Abbildung von STANDFUSS [56].
Dargestellt als Funktion der Zeit ist das Lungenvolumen (li. Ordinate, gestrichelte Kurve und getönte Fläche) und der alveoläre pCO_2 (re. Ordinate und fette Kurve), der sich hätte ergeben müssen, wenn keine örtlichen Differenzen im $\dot{V}/\dot{Q}$ in der Lunge vorgelegen hätten. Die hypothetische maximale CO_2-Druckschwankung beträgt 12,6 Torr, der pCO_2 am Ende der Exspiration (mittlere ausgezogene Abszissenparallele) liegt mehr als 5 Torr über dem mittleren alveolären CO_2-Druck, der hier mit dem $p\bar{a}CO_2$ identisch sein muß (untere ausgezogene Abszissenparallele). Die Abweichungen von den aktuellen Meßwerten betrug nur wenige Zehntel Torr.

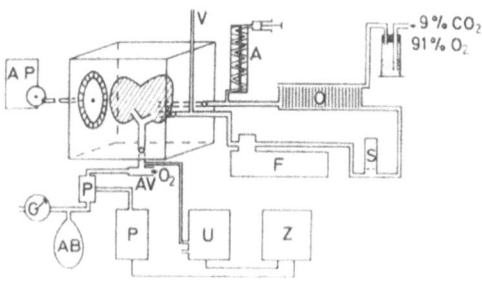

Abb. 3 Schema der Versuchsanordnung.
Perfusionskreis: A arterielle Blutentnahme (s. a. Abb. 4), O Scheibenoxygenator, S Entschäumer, F Fingerpumpe, V Steigrohr zur Druckmessung im pulmonalen Einfluß.
AP: Atempumpenmotor mit getrennter Steuerung der In- und Exspirationszeit sowie stufenlos regulierbarem Atemzugvolumen.
Ventilationskreis: AV Atemventil, P Pneumotachograph, AB Atembeutel, G feuchte Respirationsgasuhr, U Ultrarotabsorbtionsspektrograph, Z Zweikanalschreiber zur Aufzeichnung des Pneumotachogramms und der CO_2-Ausscheidung.

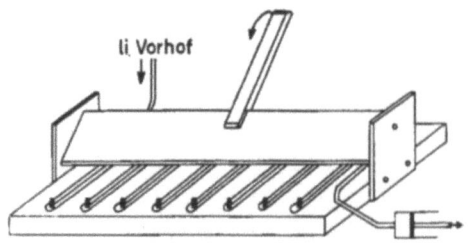

Abb. 4 Vorrichtung zur Entnahme von arteriellem Blut mit der Möglichkeit, zeitlich aufeinanderfolgende Einzelproben zu gewinnen.
Mit einer Spritze (rechts) wurde arterielles Blut aus dem linken Vorhof in einen langen, in Schlingen gelegten Schlauch gesaugt. Durch Drehung einer quer zu den Schlingen gelagerten Schiene können zahlreiche Einzelproben gleichzeitig isoliert werden.

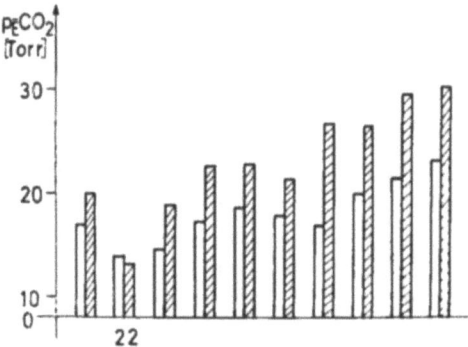

Abb. 5 Gegenüberstellung des $p\bar{E}CO_2$ bei in- und exspiratorischen Atempausen.
Leere Säulen = exspiratorische Atempausen, schraffierte Säulen = inspiratorische Atempausen.
Die Säulenpaare kennzeichnen Versuche, die sich wesentlich nur durch die Art der Atempause unterscheiden. Mit Ausnahme des Versuchs 22 (s. a. Abb. 19) liegt der $p\bar{E}CO_2$ bei inspiratorischen Atempausen immer höher als beim Gegenversuch mit exspiratorischer Atempause.

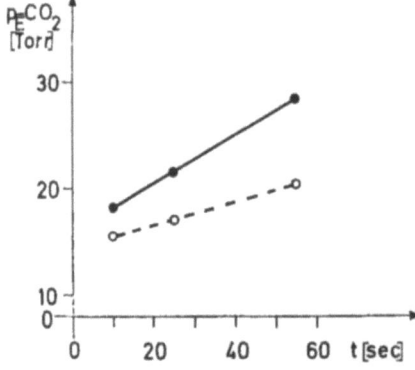

Abb. 6 CO_2-Druck der gemischten Exspirationsluft in Abhängigkeit von der Pausenlänge (Abszisse). Mittelwerte aus den in Abb. 5 gezeigten Versuchen. Bei Versuchen mit inspiratorischer Atempause steigt mit zunehmender Pausenlänge (durchgezogene Linie) der $p\bar{E}CO_2$ steiler an als bei Versuchen mit exspiratorischer Atempause (gestrichelte Linie).

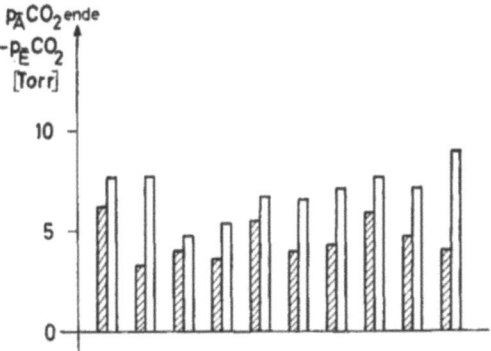

Abb. 7 Differenzen zwischen dem endexspiratorisch-alveolären pCO₂ und dem CO₂-Druck der gemischten Exspirationsluft bei in- und exspiratorischen Atempausen.
Bei Versuchen mit inspiratorischer Atempause (schraffierte Säulen) liegt der $p\bar{E}CO_2$ immer näher am endexspiratorisch bestimmten CO₂-Druck als bei den Gegenversuchen mit exspiratorischen Atempausen (leere Säulen). Die Reihenfolge der Versuchspaare entspricht der in Abb. 5.

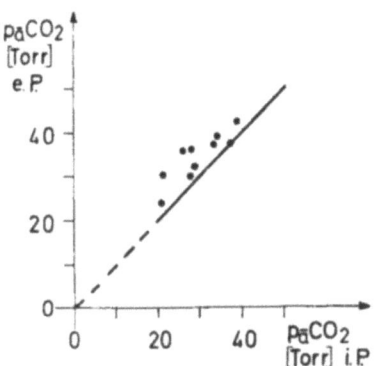

Abb. 8 Gegenüberstellung des $p\bar{a}CO_2$ bei inspiratorischen (i. P.) und exspiratorischen (e. P.) Atempausen.
Zur Orientierung ist eine Identitätsproportionale eingezeichnet. In der Regel waren bei exspiratorischen Atempausen höhere mittlere arterielle CO₂-Drucke zu messen.

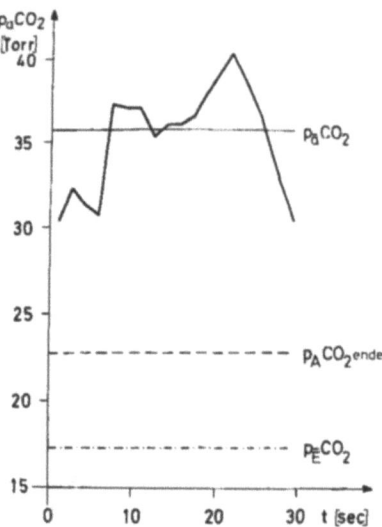

Abb. 9 Arterieller CO_2-Druck (Ordinate), wie er durch 16 aufeinanderfolgende Einzelanalysen im Verlauf (Abszisse) eines kompletten Atemzyklus mit exspiratorischer Atempause gemessen wurde. Die Abbildung (Vers. Nr. 24_1) ist representativ für 14 derartige Untersuchungen. Im vorliegenden Versuch war der $p\bar{v}CO_2$ 45,5 Torr. Als Abszissenparallelen von oben nach unten eingezeichnet sind der mittlere arterielle pCO_2, der simultan bestimmte endexspiratorisch-alveoläre pCO_2 und der CO_2-Druck der gemischten Exspirationsluft.

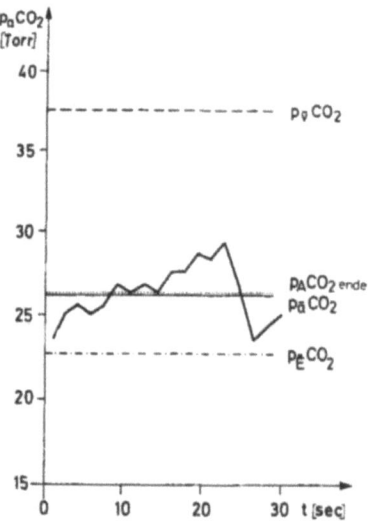

Abb. 10 Arterieller CO_2-Druck (Ordinate), wie er durch 18 aufeinanderfolgende Einzelanalysen im Verlauf (Abszisse) eines kompletten Atemzyklus mit inspiratorischer Atempause gemessen wurde.
Das Verhalten des arteriellen pCO_2 ist typisch für 11 derartige Untersuchungen. Als Abszissenparallele von oben nach unten sind eingezeichnet: $p\bar{v}CO_2$, $pACO_{2\,ende}$, $p\bar{a}CO_2$ und $p\bar{E}CO_2$ (Vers. Nr. 24_1).

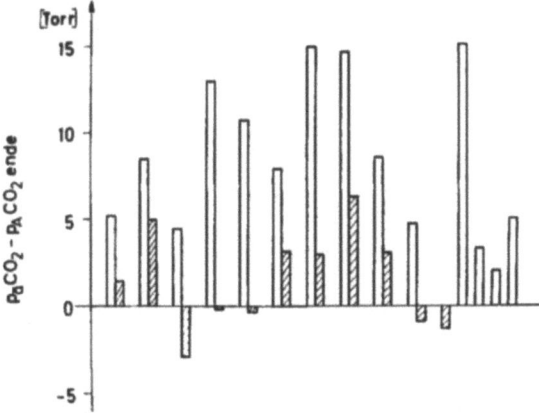

Abb. 11 Arterio-endexspiratorisch-alveoläre CO_2-Druckdifferenz (aAD-pCO_2) in 25 Versuchen. Neben 10 Versuchspaaren sind in dieser Abb. noch die 5 Einzelversuche ohne Gegenversuch dargestellt.
Bei Versuchen mit exspiratorischen Atempausen (leere Säulen) ist die aAD-pCO_2 immer positiv und größer als bei Versuchen mit inspiratorischen Atempausen (schraffierte Säulen). Bei 5 Versuchen mit inspiratorischen Atempausen wurde eine negative aAD-pCO_2 bestimmt.

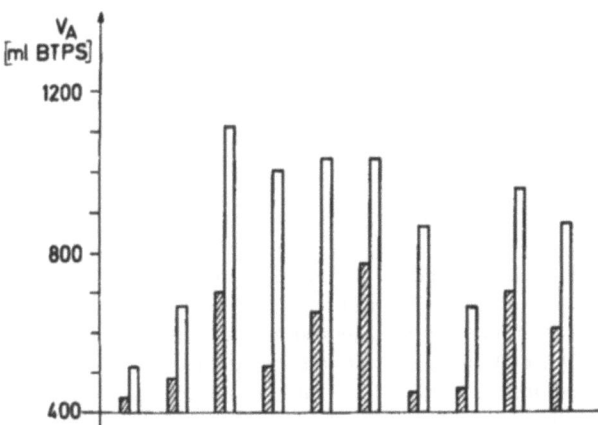

Abb. 12 Einander gegenübergestellt sind wieder Versuche mit annähernd gleichem Hubvolumen, gleicher Atemfrequenz und Pausenlänge.
Die alveoläre Ventilation ist bei Versuchen mit inspiratorischen Atempausen (leere Säulen) stets größer als bei exspiratorischen Atempausen (schraffierte Säulen).

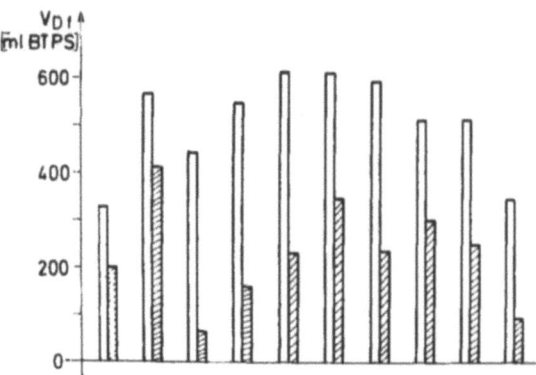

Abb. 13 Funktioneller Totraum bei in- und exspiratorischen Atempausen. Der V_{Df} ist bei Versuchen mit inspiratorischen Atempausen (schraffierte Säulen) immer kleiner als beim Gegenversuch mit exspiratorischer Atempause (leere Säulen).

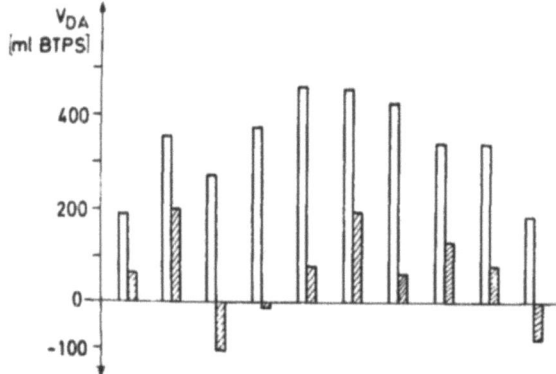

Abb. 14 Alveolärer Totraum bei in- und exspiratorischen Atempausen. Der V_{DA} ist bei Versuchen mit exspiratorischen Atempausen (leere Säulen) immer größer als beim Gegenversuch mit inspiratorischer Atempause (schraffierte Säulen). Bei 3 Versuchen mit inspiratorischer Atempause war der funktionelle Totraum kleiner als der anatomische und instrumentelle Totraum. Der alveoläre Totraum nimmt dabei einen negativen Wert an.

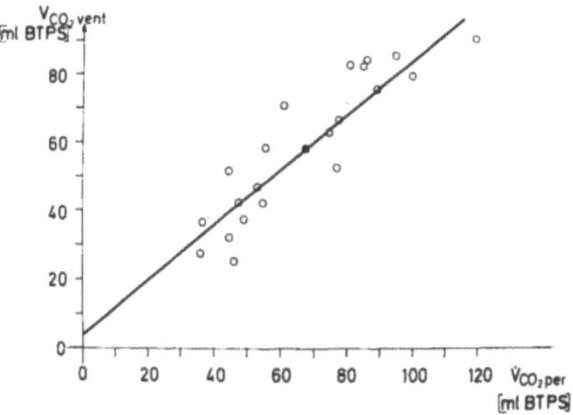

Abb. 15 Vergleich der von der Lunge eliminierten CO_2-Menge (vent) mit der durch die Lungenpassage aus dem Blut eliminierten CO_2-Menge (perf). Im Gegensatz zu der in Abb. 16 gezeigten Korrelation wurde hier $\dot{V}CO_2$ perf berechnet[1], indem der aus durchschnittlich 17 Einzelproben gemittelte $\bar{p}aCO_2$ eingesetzt wurde. Die bessere Korrelation zeigt die Überlegenheit dieser Bestimmungsmethode gegenüber einer Einzelabnahme ($r = 0{,}8958$).

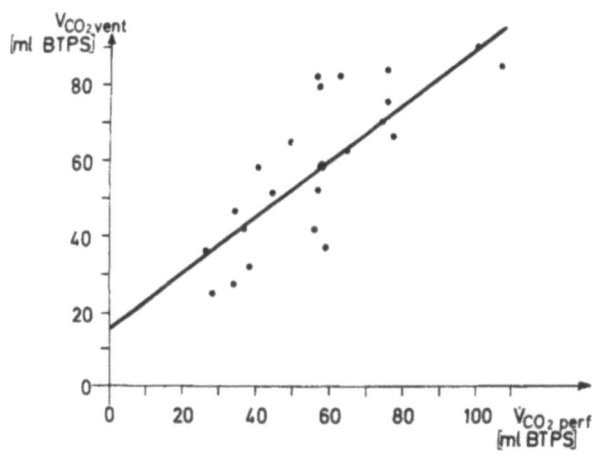

Abb. 16 Vergleich der von der Lunge eliminierten CO_2-Menge (vent) mit der durch die Lungenpassage aus dem Blut entnommenen CO_2-Menge (perf). Berechnung der $\dot{V}CO_2$ perf und Vergleich der Korrelation siehe Abb. 15. Für die hier gezeigte Beziehung wurde als $\bar{p}aCO_2$ der Druck eingesetzt, der nach Entnahme des arteriellen Blutes über einen kompletten Atemzyklus und Atempause in einer 2 ml fassenden Spritze gemessen worden war ($r = 0{,}7910$).

---

[1] Die CO_2-Gehaltsdifferenz wurde über die veno-arterielle Druckdifferenz berechnet. Über die Henderson-Hasselbalchsche Gleichung wurde das Gesamt-CO_2 im venösen und arteriellen Blut berechnet, nachdem das aktuelle Bikarbonat aus dem Nomogramm von Sigaard-Andersen bestimmt worden war. Die Differenz wurde mit der Perfusion/Minute multipliziert und zum Vergleich mit der aus der Gasphase bestimmten CO_2-Menge auf BTPS-Bedingungen umgerechnet.

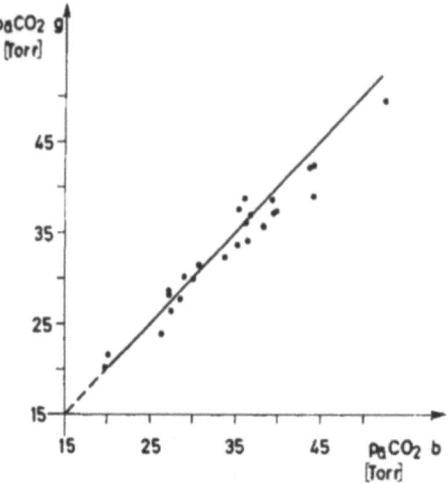

Abb. 17 Vergleich des für eine funktionell homogene Lunge berechneten p$\bar{\text{a}}$CO$_2$ (b) mit dem experimentell gefundenen p$\bar{\text{a}}$CO$_2$ (g).
Bei 25 Versuchen sind die Abweichungen so gering, daß die eingezeichnete Identitätsgerade einer Regressionslinie nahe kommt.

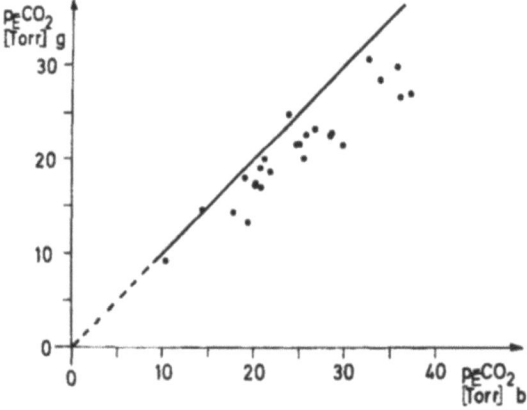

Abb. 18 Vergleich des für eine funktionell homogene Lunge berechneten p$\bar{\text{E}}$CO$_2$ (b) mit dem experimentell gefundenen p$\bar{\text{E}}$CO$_2$ (g). 25 Versuche. Zur Orientierung ist eine Identitätsproportionale eingezeichnet. Bei den Experimenten wurde in der Regel ein niedrigerer p$\bar{\text{E}}$CO$_2$ gemessen.

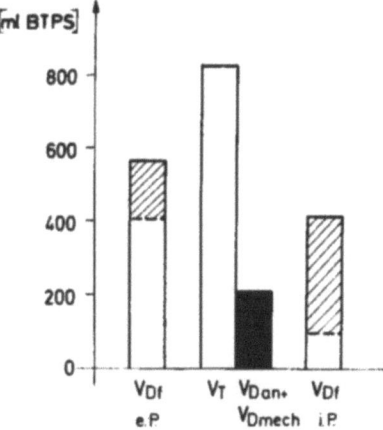

Abb. 19   Auswirkung einer zunehmenden Obstruktion der Lungenstrombahn infolge Luftembolie auf den V_{Df} bei inspiratorischer (i. P.) und exspiratorischer (e. P.) Atempause (Vers. Nr. 22, s. a. Abb. 5). Das Atemzugvolumen (große leere Säule) und der anatomische und instrumentelle Totraum (schwarze Säule) war im chronologisch ersten Versuch mit exspiratorischer Atempause genauso groß wie im folgenden Gegenversuch mit inspiratorischer Pause. Ebenso Perfusion und Atemform.

Trotz zunehmender örtlicher Differenzen im $\dot{V}/\dot{Q}$ war der V_{Df} i. P. (re. Säule) infolge des kleineren, auf *zeitliche* Änderung des $\dot{V}/\dot{Q}$ zurückzuführenden Totraumanteils insgesamt noch kleiner als der V_{Df} e. P. (li. Säule). In diesen beiden Säulen ist der Totraumanteil, der mutmaßlich auf der Embolie beruht, schraffiert gekennzeichnet.

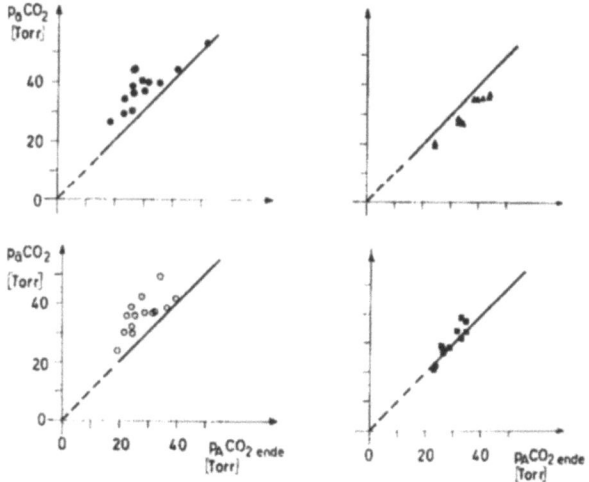

Abb. 20   Vergleich des $p\bar{a}CO_2$ mit dem $pACO_{2\,ende}$ bei inspiratorischen Atempausen (die beiden Diagramme rechts) und exspiratorischen Atempausen (die beiden Diagramme links) für die funktionell homogene Lunge (die beiden Diagramme oben) und die realen experimentellen Verhältnisse (die beiden Diagramme unten). Eingezeichnet sind jeweils Identitätsproportionalen zur Orientierung.

Die Diskrepanz zwischen den experimentell ermittelten und den für die funktionell homogene Lunge zu erwartenden Werten ist geringer als die Diskrepanz, die zwischen Atemtypen mit in- und exspiratorischer Pause im Experiment *und* in der funktionell homogenen Lunge besteht.

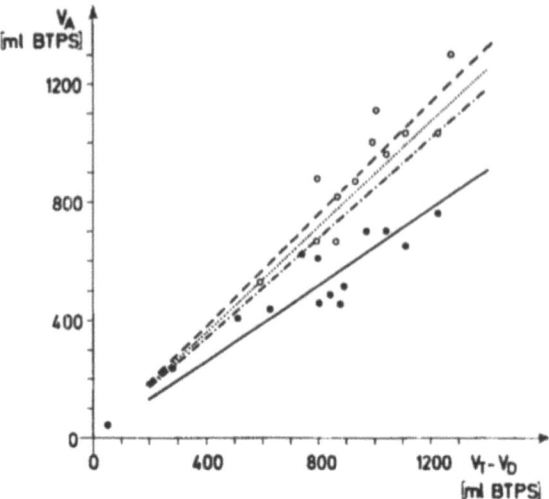

Abb. 21 Vergleich der Volumina exspirierter Alveolarluft ($V_T - V_{D\,an+mech}$) mit den Volumina effektiver alveolärer Ventilation (V_A) in 25 Versuchen, experimentelle Ergebnisse:
Mit offenen Kreisen sind Versuche mit inspiratorischen Pausen, mit Punkten Versuche mit exspiratorischen Pausen gekennzeichnet. Die beiden äußeren Linearen stellen die durchschnittliche Beziehung dar. Bei exspiratorischen Pausen ist nur ein bescheidener Teil der exspirierten Alveolarluft auch wirklich alveoläre Ventilation im funktionellen und biologisch relevanten Sinn. Dagegen zeigt sich bei inspiratorischen Atempausen, daß die exspirierte Alveolarluft der alveolären Ventilation entspricht, oder sogar »übereffektiv« ist.
Als zweitunterste Gerade (für exspiratorische Pausen) und als zweite Gerade von oben (für inspiratorische Pausen) sind noch eingezeichnet die Beziehungen, die sich ergeben würden, wenn statt des p͞aCO$_2$ der pACO$_{2\,ende}$ zur Ermittlung der V_A eingesetzt worden wäre. Damit würde die V_A bei exspiratorischen Pausen um etwa 30% überschätzt, bei inspiratorischen Pausen nur gering unterschätzt werden.

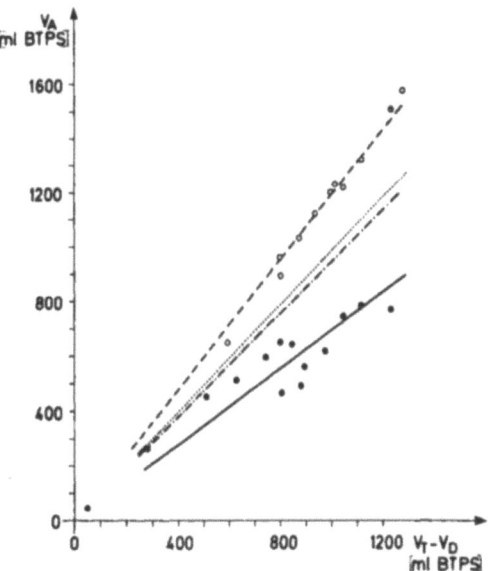

Abb. 22 Beziehungen zwischen Volumina und exspirierter Alveolarluft ($V_T - V_{D\,an+mech}$) und Volumina effektiver alveolärer Ventilation (V_A) in 25 Versuchen. Ergebnisse der Berechnungen für die funktionell homogene Lunge:
Durch offene Kreise sind Versuche mit inspiratorischen, durch Punkte Versuche mit exspiratorischen Pausen gekennzeichnet. Die beiden äußeren Linearen verdeutlichen die durchschnittliche Beziehung.
Bei exspiratorischen Pausen ist nur ein Teil der exspirierten Alveolarluft alveoläre Ventilation im funktionellen Sinne. Bei inspiratorischen Pausen ist die effektive V_A stets größer als das Volumen der exspirierten Alveolarluft.
Als zweitunterste Gerade (für exspiratorische Pausen) und als zweite Gerade von oben (für inspiratorische Pausen) sind noch eingezeichnet die Beziehungen, die sich ergeben würden, wenn statt des $p\bar{a}CO_2$, der $pACO_{2\,ende}$ zur Ermittlung der V_A eingesetzt worden wäre. Damit würde die V_A bei exspiratorischen Pausen irrtümlich etwa dem Volumen der exspirierten Alveolarluft entsprechen und um etwa 50% überschätzt werden. Bei inspiratorischen Atempausen kämen V_A und exspiriertes Alveolarluftvolumen ebenfalls irrtümlicherweise fast zur Deckung, hier bei einer erheblichen Unterschätzung der V_A.

Forschungsberichte des Landes Nordrhein-Westfalen

Herausgegeben im Auftrage des Ministerpräsidenten Heinz Kühn
von Staatssekretär Professor Dr. h. c. Dr. E. h. Leo Brandt

Sachgruppenverzeichnis

Acetylen · Schweißtechnik
Acetylene · Welding gracitice
Acétylène · Technique du soudage
Acetileno · Técnica de la soldadura
Ацетилен и техника сварки

Arbeitswissenschaft
Labor science
Science du travail
Trabajo científico
Вопросы трудового процесса

Bau · Steine · Erden
Constructure · Construction material ·
Soil research
Construction · Matériaux de construction ·
Recherche souterraine
La construcción · Materiales de construcción ·
Reconocimiento del suelo
Строительство и строительные материалы

Bergbau
Mining
Exploitation des mines
Minería
Горное дело

Biologie
Biology
Biologie
Biologia
Биология

Chemie
Chemistry
Chimie
Quimica
Химия

Druck · Farbe · Papier · Photographie
Printing · Color · Paper · Photography
Imprimerie · Couleur · Papier · Photographie
Artes gráficas · Color · Papel · Fotografía
Типография · Краски · Бумага · Фотография

Eisenverarbeitende Industrie
Metal working industry
Industrie du fer
Industria del hierro
Металлообрабатывающая промышленность

Elektrotechnik · Optik
Electrotechnology · Optics
Electrotechnique · Optique
Electrotécnica · Optica
Электротехника и оптика

Energiewirtschaft
Power economy
Energie
Energía
Энергетическое хозяйство

Fahrzeugbau · Gasmotoren
Vehicle construction · Engines
Construction de véhicules · Moteurs
Construcción de vehículos · Motores
Производство транспортных средств

Fertigung
Fabrication
Fabrication
Fabricación
Производство

Funktechnik · Astronomie
Radio engineering · Astronomy
Radiotechnique · Astronomie
Radiotécnica · Astronomía
Радиотехника и астрономия

Gaswirtschaft
Gas economy
Gaz
Gas
Газовое хозяйство

Holzbearbeitung
Wood working
Travail du bois
Trabajo de la madera
Деревообработка

Hüttenwesen · Werkstoffkunde
Metallurgy · Materials research
Métallurgie · Matériaux
Metalurgia · Materiales
Металлургия и материаловедение

Kunststoffe
Plastics
Plastiques
Plásticos
Пластмассы

Luftfahrt · Flugwissenschaft
Aeronautics · Aviation
Aéronautique · Aviation
Aeronáutica · Aviación
Авиация

Luftreinhaltung
Air-cleaning
Purification de l'air
Purificación del aire
Очищение воздуха

Maschinenbau
Machinery
Construction mécanique
Construcción de máquinas
Машиностроительство

Mathematik
Mathematics
Mathématiques
Matemáticas
Математика

Medizin · Pharmakologie
Medicine · Pharmacology
Médecine · Pharmacologie
Medicina · Farmacología
Медицина и фармакология

NE-Metalle
Non-ferrous metal
Metal non ferreux
Metal no ferroso
Цветные металлы

Physik
Physics
Physique
Física
Физика

Rationalisierung
Rationalizing
Rationalisation
Racionalización
Рационализация

Schall · Ultraschall
Sound · Ultrasonics
Son · Ultra-son
Sonido · Ultrasónico
Звук и ультразвук

Schiffahrt
Navigation
Navigation
Navegación
Судоходство

Textilforschung
Textile research
Textiles
Textil
Вопросы текстильной промышленности

Turbinen
Turbines
Turbines
Turbinas
Турбины

Verkehr
Traffic
Trafic
Tráfico
Транспорт

Wirtschaftswissenschaften
Political economy
Economie politique
Ciencias económicas
Экономические науки

Einzelverzeichnis der Sachgruppen bitte anfordern

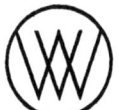

Westdeutscher Verlag · Köln und Opladen
567 Opladen/Rhld., Ophovener Straße 1–3, Postfach 1620

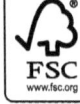

MIX
Papier aus verantwortungsvollen Quellen
Paper from responsible sources
FSC® C105338

If you have any concerns about our products,
you can contact us on
ProductSafety@springernature.com

In case Publisher is established outside the EU,
the EU authorized representative is:
**Springer Nature Customer Service Center GmbH
Europaplatz 3, 69115 Heidelberg, Germany**

Printed by Libri Plureos GmbH
in Hamburg, Germany